„NATUR"KOSMETIK und KOSMETIK zum Selbermachen

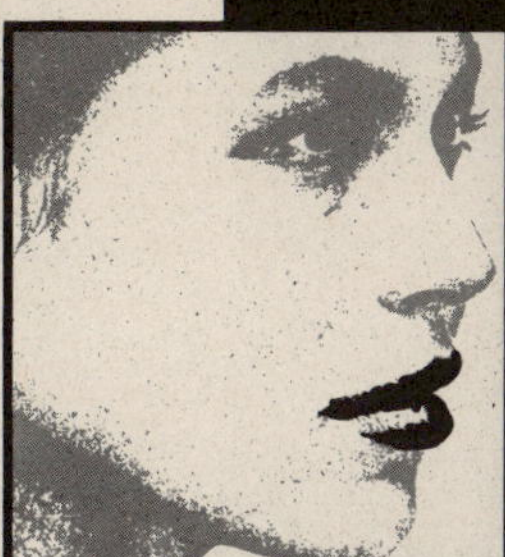

Herausgeber:

Verbraucherzentrale Baden-Württemberg e.V.
Augustenstraße 6, 7000 Stuttgart 1

Verbraucherzentrale Hamburg e.V.
Große Bleichen 23, 2000 Hamburg 36

Verbraucherzentrale Niedersachsen e.V.
Georgswall 7, 3000 Hannover

Verbraucherzentrale Nordrhein-Westfalen e.V.
Mintropstraße 27, 4000 Düsseldorf 1

Arbeitsgemeinschaft der Verbraucherverbände e.V. (AGV)
Heilsbachstraße 20, 5300 Bonn 1

Text:
Bernhard Rosenkranz
unter Mitarbeit von Hanne Vedder

Redaktion:
Ulrich Aengenvoort

Grafik-Design:
Reiner Hoch

Gesetzt aus Garamond

Druck: B. Kemmler GmbH, Reutlingen-Wannweil

1. Auflage:
25.000 Exemplare, 1990

ISBN 3-923870-19-1

Inhaltverzeichnis Seite

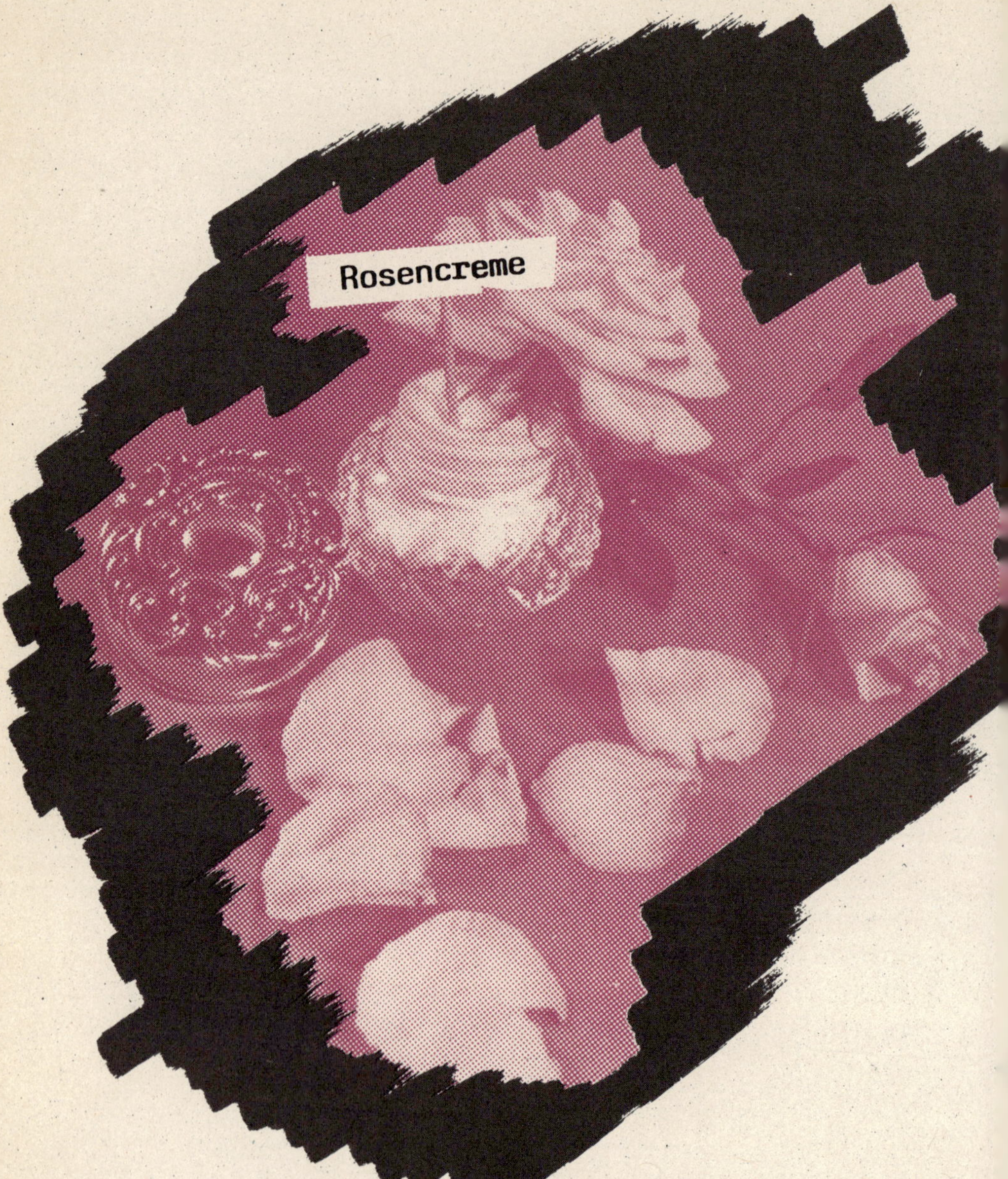
Rosencreme

Mit flotten Werbesprüchen und -begriffen wie "Vitalpflege aus der Natur", "Biokosmetikprogramm" oder "Naturpflege" gehen nicht nur zahlreiche kleine Anbieter, sondern auch die großen Kosmetikhersteller auf Kundenfang. Sie machen prächtige Geschäfte auf einem "Markt der Illusionen", denn mitunter enthält "Naturkosmetik" nur geringe Anteile natürlicher Inhaltsstoffe – und viel Chemie.

Die Ausführungen im ersten Teil der Broschüre richten sich an die Käufer von "Naturkosmetik" und sollen dazu anregen, nicht mehr jedes "Natur"-Versprechen für bare Münze zu nehmen. Es wird aufgezeigt, welche synthetischen Inhaltsstoffe in "Naturkosmetik" enthalten sein können und worauf VerbraucherInnen beim Kauf achten sollten.

Angesichts des mangelnden Vertrauens in die Zusammensetzung käuflicher Naturkosmetikprodukte verwundert es nicht, daß sich das Selbermachen von Kosmetik immer größerer Beliebtheit erfreut. Jedoch kann sich das "do it yourself" als Bumerang erweisen, wenn nämlich die verwendeten Rohstoffe gar nicht natürlichen Ursprungs sind oder allergieauslösend wirken.

Anhand einfacher und preiswerter Rezepte, die selbst entwickelt und in zahlreichen Kosmetikkursen erprobt wurden, soll im zweiten Teil der Broschüre die "Kunst der Kosmetikherstellung" vermittelt werden. Wichtige Hinweise zur Rohstoffbeschaffung, Haltbarkeit und Aufbewahrung sowie zur Schadstoffbelastung der Kosmetikrohstoffe runden diesen Bereich ab.

Ein kleines Lexikon am Ende des Heftes liefert wichtige und schnell auffindbare Informationen zu den einzelnen "Naturkosmetik"-Rohstoffen.

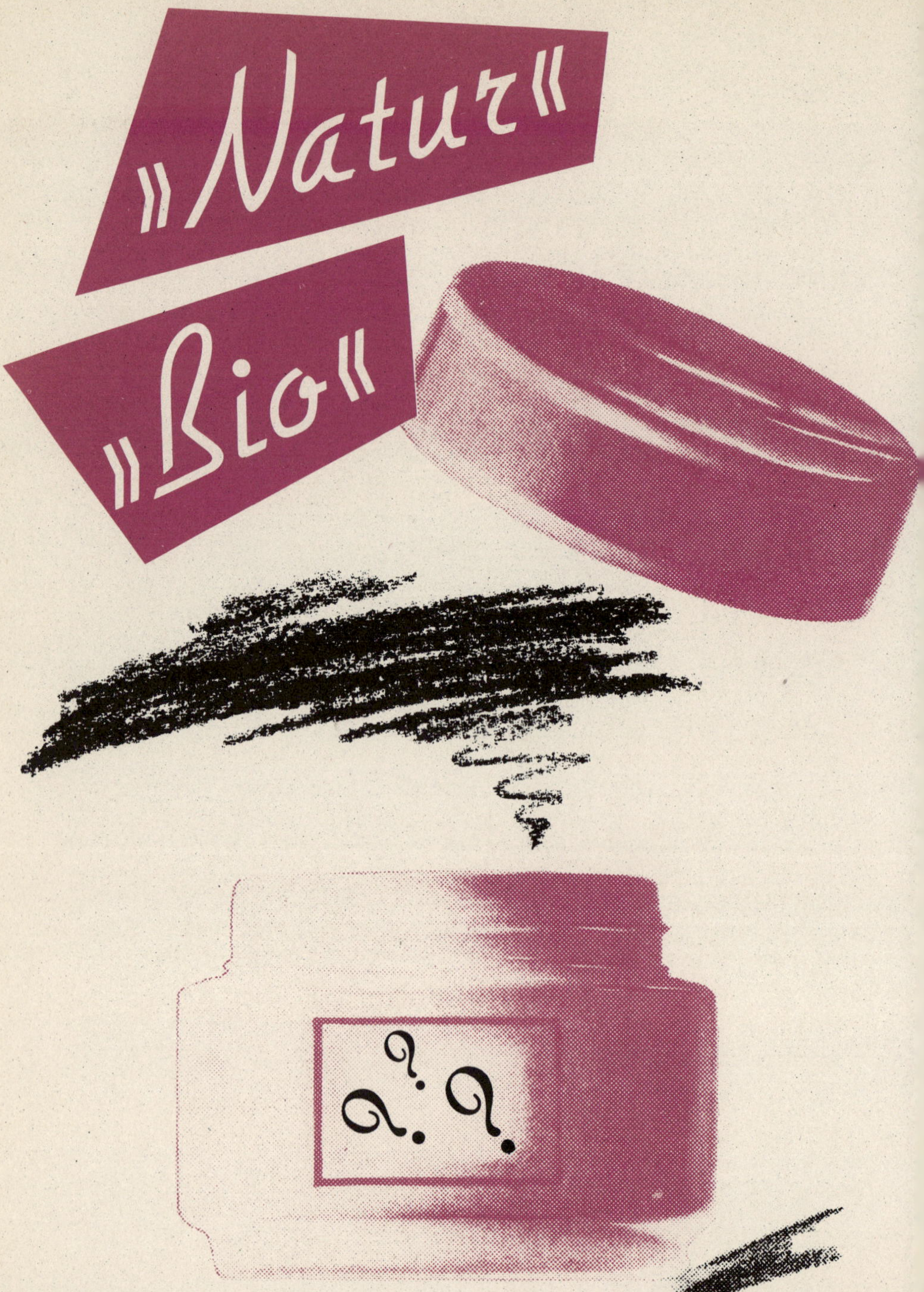
»Natur«
»Bio«

Was ist "Naturkosmetik"?

Kosmetikprodukte, die mit Begriffen wie "Bio" oder "Natur" umworben werden, haben die Verkaufsregale erobert. Bereits mehr als ein Viertel der Bevölkerung bevorzugt natürliche Kosmetik. Bei ihrer Kaufentscheidung müssen die Kunden allein auf die Werbeaussagen der Anbieter vertrauen, denn nachprüfen können sie die vollmundigen Bioversprechen kaum.

Nur allzu gern nutzt das Kosmetikestablishment die Chance, die VerbraucherInnen hinters Licht zu führen. Da werden Produkte bereits als "Naturkosmetik" bezeichnet, denen lediglich ein oder zwei Naturstoffe zugesetzt sind. Allein durch den Zusatz einiger Tropfen Kamillenöl vollführt eine Creme aus synthetischen Inhaltsstoffen die wundersame Wandlung zum Naturprodukt. Vollmundig preist die Werbung dann die angebliche Natürlichkeit eines Produktes an, das wohl eher die Bezeichnung "voll synthetisch mit einigen Tropfen Kamillenöl" verdient hätte.

Schon seit Jahren plädieren die Verbraucherverbände dafür, die Begriffe "Bio" oder "Natur" durch gesetzliche Vorgaben genauer zu definieren. Allerdings sind gesetzliche Regelungen nur dann sinnvoll, wenn sie im Einklang mit der Verbrauchererwartung stehen. Gesetze stellen stets einen Kompromiß zwischen den Interessen der Wirtschaft und denen der VerbraucherInnen dar. Die Erfahrung zeigt, daß die Anliegen der Anbieter im parlamentarischen Raum häufig mehr Gehör finden. So ist in der Schweiz die Bezeichnung "Naturkosmetik" dann zulässig, wenn das entsprechende Produkt mehr als 90% natürliche Rohstoffe enthält. Den Hinweis "auf der Basis von Naturstoffen" dürfen bereits Produkte tragen, die mindestens zu 50% aus natürlichen Rohstoffen zusammen gesetzt sind. Derartige Regelungen sind ein fauler Kompromiß zulasten der VerbraucherInnen. Denn wer erwartet schon 10% synthetische Stoffe in einem "Naturprodukt"?

In der Bundesrepublik ist die Rechtsprechung bis zum Bundesgerichtshof erfreulicherweise einen Schritt weiter gegangen. Danach wird an die Begriffe "Bio" oder "Umweltfreundlich" ein sehr hoher Maßstab angelegt. Hierzu einige Beispiele: Die Bezeichnung "Bio" für einen WC-Reiniger ist unzulässig, wenn ein Teil seiner Inhaltsstoffe nur chemisch abgebaut werden kann. Fingermalfarben dürfen nicht unter der Bezeichnung "Bio" verkauft werden, wenn sie einen auch noch so geringen Anteil Methanol enthalten. Auch zum Thema "Naturkosmetik" haben sich die Gerichte in der Bundesrepublik bereits geäußert. Sie dürfen nur aus natürlichen Inhaltsstoffen hergestellt sein.

Kosmetika, die mit den Begriffen "Bio" oder "Natur" umworben werden, müssen den hohen Maßstäben der Gerichte entsprechen. Ist das nicht der Fall, so ist die Werbung irreführend und kann verboten werden.

Beispiele für Kosmetikprodukte, deren Werbung von den Lebensmittelüberwachungsbehörden der Bundesländer als irreführend beanstandet wurde

Werbeaussagen der Hersteller	Analysenergebnisse der Staatlichen Untersuchungsämter
Zahnpasta "mit Pfefferminzöl"	enthielt anstelle des Pfefferminzöls nur eine alkoholische Mentholösung
"Bio"-Kräuterbäder	waren mit Formaldehyd konserviert
Honig-"Liftingbäder"	enthielten keinen bzw. 1% bis 10% Honig. Eine glättende Wirkung kann bei diesen geringen Mengen vom Honig nicht ausgehen
Reinigungsmilch "aus reinem Mandelöl"	enthielt kein Mandelöl
"Ei"-Shampoos	waren mit Teerfarbstoffen gefärbt, um einen höheren Eigehalt vorzutäuschen.

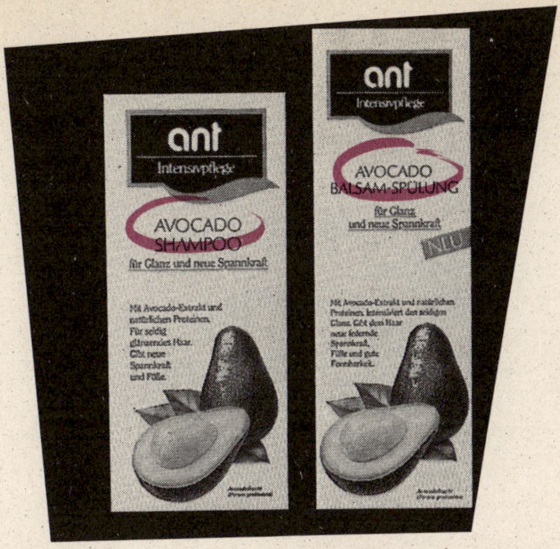
ant
Intensivpflege
AVOCADO
SHAMPOO
für Glanz und neue Spannkraft
ant
Intensivpflege
AVOCADO
BALSAM-SPÜLUNG
für Glanz
und neue Spannkraft
NEU

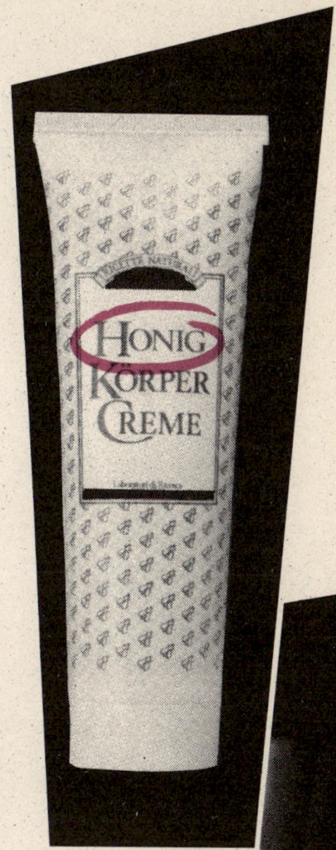
HONIG
KÖRPER
CREME

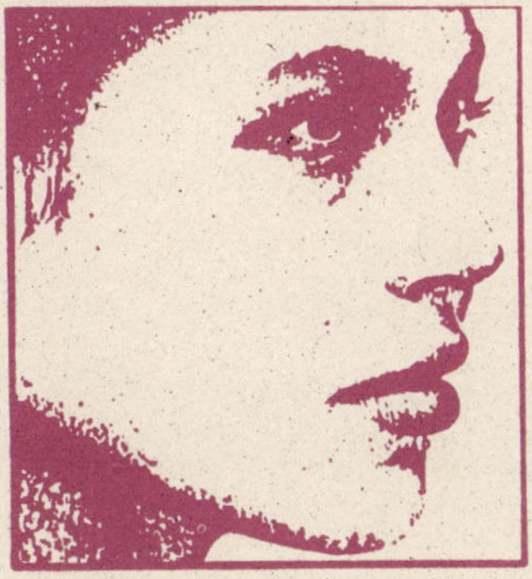

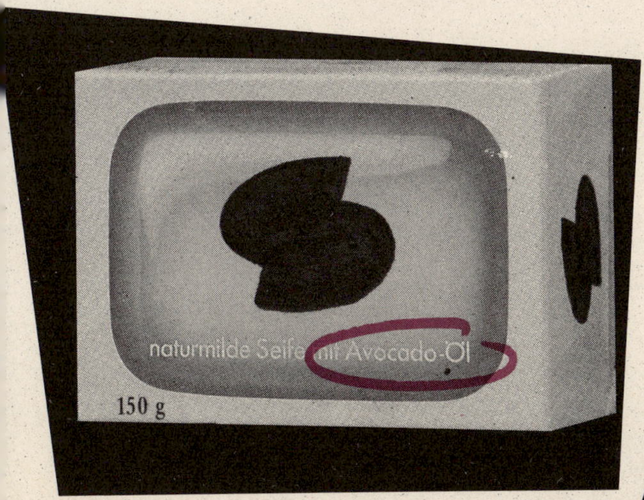
naturmilde Seife mit Avocado-Öl
150 g

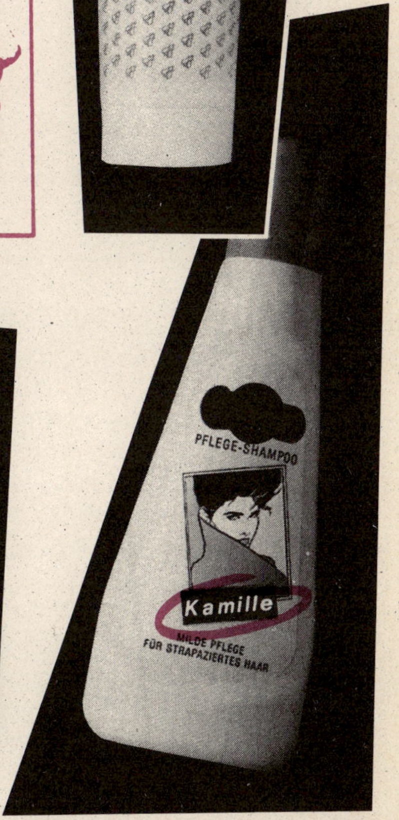
PFLEGE-SHAMPOO
Kamille
MILDE PFLEGE
FÜR STRAPAZIERTES HAAR

"Naturkosmetik" in Reformhäusern

Viele Verbraucher vetrauen darauf, in Reformhäusern ein besonders glaubwürdiges Angebot an "Naturkosmetik" vorzufinden. Werfen wir einen kritischen Blick auf die Bestimmungen, die z.B. für "neuform"-Reformkosmetik gelten:

Verwendung überwiegend pflanzlicher Fette; tierische Fette dürfen nicht von toten Tieren stammen. Mineralische Fette, die synthetisch oder aus Erdöl gewonnen werden, sind verboten.

Chemische Zusätze, die dem menschlichen Organismus schaden können, dürfen nicht enthalten sein.

Keine Verwendung synthetischer Wirkstoffe, sondern nur der aus der Natur gewonnenen Wirkstoffgruppen, wie Kräuterextrakte und Pflanzensäfte.

Keine Verwendung chemischer Duft- und Farbstoffe.

Technische Hilfsstoffe, wie Emulgatoren und Konservierungsmittel dürfen notfalls nur in kleinen Mengen eingesetzt werden.

Tierversuche dürfen nicht durchgeführt oder in Auftrag gegeben werden.

Leider sind diese Qualitätskriterien nicht sehr präzise abgefaßt. Solange auf Reformhauskosmetik nicht alle Inhaltsstoffe deklariert sind, bleibt es das Geheimnis der Hersteller, wie hoch der Anteil pflanzlicher Fette ist und vor allem, welche Konservierungsmittel zur Haltbarmachung eingesetzt werden. Werbeschriften, wie das zur "neuform"-Naturkosmetik veröffentlichte Faltblatt "Wie natürlich kann Kosmetik sein?" aus dem Jahre 1989, tragen auch nicht gerade zur Produkttransparenz bei. Unter der Überschrift "Mit welchem Stoff wird konserviert?" sucht der Leser vergeblich nach einer Aufzählung der verwendeten Konservierungsmittel. Es erfolgt lediglich ein Hinweis, daß Konservierungsmittel natürlichen Ursprungs oder naturidentische Stoffe benutzt werden. Hinter der Formulierung "Wenn in Einzelfällen noch andere Substanzen unbedingt notwendig sind, dürfen nur die von der "neuform" erlaubten verwendet werden. Das sind nur 7 von insgesamt 67 gesetzlich erlaubten, weil man glaubt, daß es auch mit weniger geht", verbirgt sich der Hinweis auf chemische Konservierungsmittel.

Eine Antwort auf unser Schreiben, in dem wir nach den Namen dieser Konservierungsstoffe gefragt haben, blieb uns die "neuform"-Vereinigung bis heute schuldig.

Ein neuer Arbeitskreis der Kosmetikhersteller

Im Oktober 1989 haben mehrere Firmen den "Arbeitskreis Hersteller Natürlicher Körperpflegemittel und Kosmetik" gegründet. Ziele dieses eingetragenen Vereins sind u.a.:

Entwicklung gemeinsamer Qualitätsstandards, die sich auf Rohstoffe, Verpackung, Verarbeitung und Vermarktung beziehen - unter ökologischen Gesichtspunkten.

Einführung einer einheitlichen Deklaration der Inhaltsstoffe, die den eingesetzten Rohstoff, seine Herkunft (z.B. rein pflanzlich oder modifiziert pflanzlich und seine Qualität, z.B. aus kontrolliert-biologischem Anbau) bezeichnet.

Völliger Verzicht auf Tierversuche.

Bleibt abzuwarten, wie diese Ziele umgesetzt werden und ob sich die Produkte der Mitgliedsfirmen von denen anderer Kosmetikhersteller wesentlich unterscheiden. Unter den Gründungsfirmen befindet sich neben "Logocos" (Marke Logona) und "16M Natürliche Hautpflege" auch die Firma "Dr. Scheller Cosmetics GmbH". Diese Firma stellt neben einem großen Programm konventioneller Kosmetik (z.B. DuroDont Zahnpflegeprodukte) auch die Marke "Apotheker Scheller Naturkosmetik" her. In den Produkten dieser "Naturkosmetikserie" sind reichlich synthetische Inhaltsstoffe, wie die Konservierungsmittel Methyl- und Propylparaben enthalten.

Die Zukunft wird zeigen, wie sich die Ziele des Vereins auf die Qualität der Produkte auswirken werden. Hoffentlich entpuppt er sich nicht als Lobby für den Einsatz synthetischer Stoffe in "Naturkosmetik".

"Naturkosmetik" in den Augen der Verbraucherverbände

Die Verbraucher-Zentralen haben aufgrund der Vorstellungen, die von Verbrauchern und Verbraucherinnen in der Beratung an sie herangetragen worden sind, die folgenden Anforderungen an "Naturkosmetik" erarbeitet:

"Naturkosmetik" darf nur aus natürlichen und hautfreundlichen Rohstoffen hergestellt werden, die durch physikalische Verfahren wie Pressen, Destillieren oder Reinigen gewonnen werden.

Mineralische Fette wie Paraffinöle sollen nicht eingesetzt werden, da sie nicht in die obere Hautschicht eindringen können.

In "Naturkosmetik"-Produkten dürfen keine synthetischen (z.B. Parabene, Isothiazolone oder Benzoesäure) oder aus natürlichen Rohstoffen isolierte Konservierungsmittel, wie Benzoetinktur, enthalten sein. Durch den Einsatz etherischer Öle, besondere Sorgfalt bei der Produktionshygiene sowie die Wahl geeigneter Verpackungsmaterialien können sie länger haltbar gemacht werden.

Auch Naturstoffe, die mithilfe synthetischer Lösungsmittel gewonnen werden, haben in "Naturkosmetik" nichts zu suchen.

Andere synthetische Substanzen, wie Farb-, Duftstoffe, Tenside (z.B. Natriumlaurysulfat) oder der chemische Lösungsvermittler Propylenglykol gehören nicht in "Naturkosmetik".

Kosmetikprodukte, wie Körperlotionen oder Haarshampoos, die nur unter Verwendung synthetischer Emulgatoren oder Tenside hergestellt werden können, dürfen nicht als "Naturkosmetik" verkauft werden.

Bei "Naturkosmetik"-Produkten sollten alle Inhaltsstoffe sowie das Herstellungs- und Mindesthaltbarkeitsdatum angegeben sein.

"Naturkosmetik" soll nur in umweltverträglichen Verpackungen abgefüllt sein, so daß keine Schadstoffe aus dem Verpackungsmaterial in das Produkt übergehen können. Außerdem dürfen bei der Herstellung und Beseitigung der Verpackung keine Umweltschäden entstehen.

"Naturkosmetik"-Produkte müssen umweltverträglich hergestellt werden.

Viel Chemie in "Naturkosmetik"

Im Frühjahr 1989 hat die Verbraucherzentrale Baden-Württemberg e.V. 27 "Naturkosmetik"-Hersteller mit der Bitte angeschrieben, die verwendeten Rohstoffe mitzuteilen. Lediglich 13 Firmen haben reagiert. Eine Auswertung der von diesen Firmen eingesetzten Rohstoffe brachte zum Teil erschreckende Fakten ans Tageslicht. Ein Großteil der Inhaltsstoffe stammt aus den Labors der Chemiekonzerne. Es handelt sich um synthetische, naturidentische, isolierte Substanzen aus Naturstoffen, die in dieser Form nicht in der Natur vorkommen.

Beispiele für synthetische und chemisch umgewandelte Stoffe in "Naturkosmetik"-Produkten

Name	Bemerkungen
Emulgatoren	
Eucerin	Gemisch aus 5% natürlichem Wollwachs und Paraffinöl, einem künstlichen Fett aus Erdöl. Die Hautverträglichkeit ist gut, jedoch verbleibt Paraffinöl auf der Hautoberfläche.
Lamecreme	Ein künstlich hergestellter Stoff: Lamecreme SA 7 ist im Tierversuch mild bis mäßig hautreizend.
Tenside	
Natriumlaurylethersulfat	Künstliche waschaktive Substanz. Hautverträglich, kann aber mit dem krebserregenden Dioxan verunreinigt sein.
Natriumlaurylsulfat (NLS)	Künstliche waschaktive Substanz, die für Zahnpasten und Shampoos eingesetzt wird. NLS steht im Vedacht, das Zahnfleisch zu schädigen. Es behindert die Wundheilung, ist haut- und schleimhautreizend.

Undecyclenamid DEA	Künstlicher Stoff, kann mit freiem Diethanolamin verunreinigt sein (Gefahr der Bildung von krebserregenden Nitrosaminen). Bereits 1987 hatte das Bundesgesundheitsamt empfohlen, Diethanolamin nicht mehr für Kosmetika zu verwenden.
Lösungsvermittler	
Propylenglykol	Künstlicher Stoff, der vereinzelt Allergien auslösen kann.
UV–Filter	
Octyl Methoxycinnamate	Künstliche Stoffe, deren zulässige Höchstkonzentration in Kosmetika 10% beträgt. Ihr Einsatz ist nur noch bis 1992 zugelassen. Sie sind vereinzelt allergieauslösend, im Tierversuch in höheren Konzentrationen haut- und schleimhautreizend.
Para-Aminobenzoesäure	Künstlicher Stoff, dessen zulässige Höchstkonzentration in Kosmetika 5% beträgt. Unter Lichteinfluß ist sie vereinzelt allergieauslösend.

Häufig verwenden die Hersteller für gleiche Substanzen völlig unterschiedliche Bezeichnungen. Dadurch werden Vergleiche zwischen einzelnen Produkten erschwert. Wünschenswert wäre, wenn die Naturkosmetikhersteller zur Deklaration einheitliche Verkehrsbezeichnungen verwenden würden, wie es z.B. die amerikanische Kosmetikindustrie (Cosmetic Toiletry Fragrance Association) bereits seit Jahren praktiziert. Die amerikanischen Hersteller haben eine sog. CTFA-Liste herausgegeben, die zum einen Auskunft über die Anwendungsbereiche und die toxikologische Beschaffenheit aller in den USA zugelassener Kosmetikinhaltsstoffe gibt, zum anderen einheitliche Bezeichnugen für die Inhaltsstoffe auf den Verpackungen festlegt. Damit wird die Verwendung wohlklingender und phantasievoller Stoffbezeichnungen ausgeschlossen. Es ist sehr wahrscheinlich und stimmt hoffnungsvoll, daß diese Liste als Vorbild für die Deklaration der Kosmetikinhaltsstoffe in den EG-Staaten ab 1992 dienen wird.

Mitunter werden heute als Inhaltsstoff auch lediglich Oberbegriffe genannt, wobei es das Geheimnis des Herstellers bleibt, welcher Stoff sich dahinter verbirgt. So bedeutet die Bezeichnung "Tensidblend", daß es sich um eine Mischung von Tensiden handelt, ob darin auch das hautreizende Tensid Natriumlaurysulfat enthalten ist, wird nicht preisgegeben.

Erschwerend kommt für die VerbraucherInnen hinzu, daß Kosmetikprodukte gleichen Namens und Verwendungszweckes von Hersteller zu Hersteller sehr unterschiedlich zusammengesetzt sein können.

Beispiel für 2 "Avocado-Nachtcremes", die vollkommen unterschiedlich zusammengesetzt sind (Stand 3/1989).

Produkt A

	etwa
Wasser	32,8%
Fettsäure und Ester	25,0%
Mineralöl	20,0%
Propylenglykol	20,0%
Essenz u. Extrakt von Avocado	2,0%
Konservierungsmittel Para-Oxy-Benzoesäure-Methylester,	0,2%

Produkt B

	etwa
Rosenwasser	44,8%
Avocadoöl	31,0%
Lanolin anhydrid	18,0%
Bienenwachs	6,0%
Lotusöl	0,2%

Die Zusammensetzung zahlreicher Naturkosmetikartikel unterscheidet sich nicht oder nur unwesentlich von herkömmlichen Produkten. So enthält das Sonnenöl (Lichtschutzfaktor 4) der

Firma "HimaLaya" Natural Cosmetics B.V. 97,5% Mineralöl und 2,5% des synthetisch hergestellten UV–Filters Ethyl Hexyl Methoxycinnamat. Unter dem Motto "Näher zur Natur" vertreibt die Firma "Katharina Rüssmann Naturkosmetik" ein "Wacholderteershampoo" (Stand 3/1989) in dem gleich zwei synthetische Substanzen enthalten sind, in denen der Nitrosaminbildner Diethanolamin (DEA) vorkommen kann. Da die Nitrosamine zu den stärksten Krebsauslösern gehören, hat das Bundesgesundheitsamt im Februar 1987 empfohlen, DEA nicht mehr für Kosmetika einzusetzen.

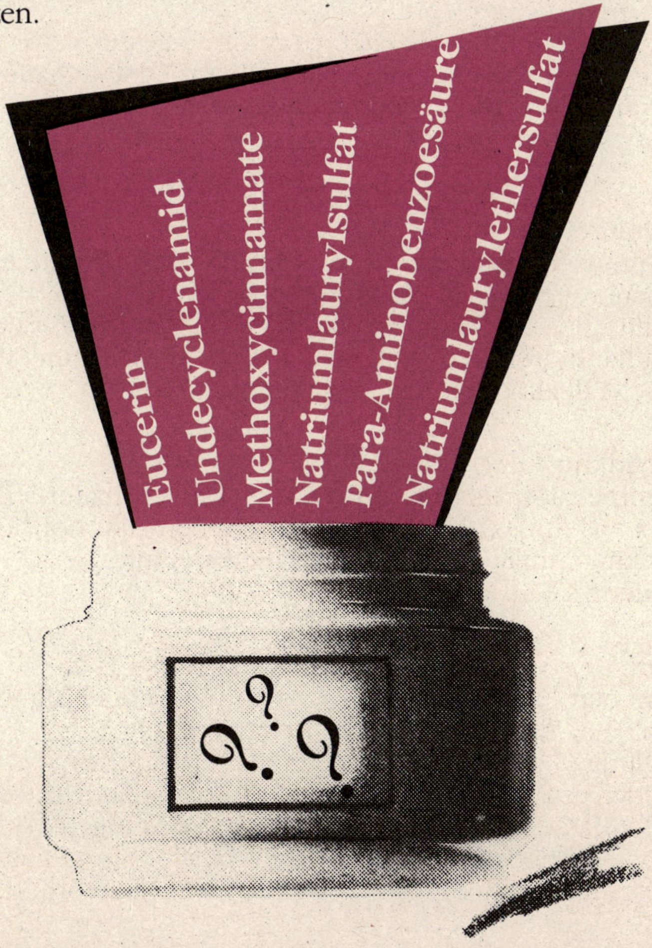

Problembereich Konservierungsmittel

Für ein Drittel der Kosmetikallergien sind Konservierungsmittel verantwortlich. Viele Verbraucher kaufen "Naturkosmetik", um dieser Stoffgruppe auszuweichen. Die Erwartung wird jedoch nur von wenigen Firmen erfüllt. Große Produktionsmengen und lange Vertriebswege führen dazu, daß viele Hersteller ihr "Naturkosmetik"-Produkt mit Konservierungsmitteln haltbar machen. Dabei wird auch nicht vor allergieauslösenden Bakterienkillern wie den Parabenen oder der Benzoesäure zurückgeschreckt.

Konservierungsmittel, die nach einer Umfrage der Verbraucherzentrale Baden-Württemberg vom Frühjahr 1989 in handelsüblicher "Naturkosmetik" vorkommen können

Benzoesäure

- Vorkommen/Herstellung: Kommt im Harz der Styraxbäume vor. Wird heute synthetisch aus Erdöl hergestellt.
- Beurteilung: Im Tierversuch in höheren Konzentrationen schleimhautreizend. In seltenen Fällen treten beim Menschen allergische Reaktionen auf.

Benzoetinktur

- Vorkommen/Herstellung: Wird aus einem Teil natürlichem Benzoeharz aus Styraxbäumen und fünf Teilen Alkohol hergestellt. Die Tinktur enthält 10% - 20% freie Benzoesäure.
- Beurteilung s.o.

Borsäure

- Vorkommen: Kommt in den heißen Wasserdampfquellen der Toskana vor. Wird heute synthetisch hergestellt.
- Beurteilung: Sie gelangt durch die Haut in den Körper und kann bei Kindern zu Vergiftungen führen. Daher ist der Hinweis "Nicht zur Babypflege verwenden" auf den Verpackungen von Kosmetika vorgeschrieben, die Borsäure enthalten. Ein generelles Verbot dieses Konservierungsmittels wird vielfach gefordert.

Dragocid®

Vorkommen/Herstellung: Eine synthetisch hergestellte Mischung aus verschiedenen Konservierungsmitteln, u.a. Ester der Sorbinsäure und Dehydracetsäure.

Beurteilung: Im Tierversuch in höheren Konzentrationen haut- und schleimhautreizend. Sorbinsäure und Dehydracetsäure können beim Menschen in seltenen Fällen Allergien hervorrufen.

Isothiazolone
(enthalten in Euxyl K 100®, Kathon CG®)

Vorkommen/Beurteilung: synthetisch hergestellte Konservierungsmittel

Beurteilung: Im Tierversuch in höheren Konzentrationen haut- und schleimhautreizend. Können auch beim Menschen allergische Reaktionen hervorrufen. Die zulässige Konzentration in Kosmetika beträgt 0,0015%.

Parabene (PHB-Ester), z.B., Methyl-Paraben (Nipagen M), Para-Oxy-Benzoesäure-Methylester, Propylparaben (Nipasol N)

Vorkommen/Herstellung: Werden synthetisch hergestellt.

Beurteilung: Im Tierversuch in höheren Konzentrationen haut- und schleimhautreizend.

Pirocton, Olamin (Octopirox)

Vorkommen/Herstellung: Synthetisch hergestelltes Konservierungsmittel.

Beurteilung: Gute Hautverträglichkeit, wird vom Bundesgesundheitsamt als unbedenkliches Konservierungsmittel empfohlen. Einsatz auch als Antischuppenwirkstoff.

Propionsäure (und deren Salze, z.B., Natriumpropionat)

Vorkommen/Herstellung: Wird synthetisch hergestellt.

Beurteilung: Im Tierversuch haut- und schleimhautreizend. Die zulässige Höchstkonzentration in Kosmetika beträgt 2%. Als Konservierungsmittel für Schnittbrot verboten.

Salicylsäure

Vorkommen/Herstellung: Natürliches Vorkommen in der Weidenrinde. Wird heute synthetisch hergestellt.

Beurteilung: Im Tierversuch in höheren Konzentrationen haut- und schleimhautreizend. Verursacht beim Menschen in seltenen Fällen Allergien. Die zulässige Höchstkonzentration in Kosmetika beträgt 0,5%. Bei ihrem Einsatz ist der Warnhinweis "Nicht zur Pflege von Kindern unter 3 Jahren verwenden" vorgeschrieben. Insbesondere bei Kindern kann bei großflächiger Anwendung eine Vergiftung ausgelöst werden, da Salicylsäure durch die Haut in den Körper gelangt.

Sorbinsäure (und deren Salze, z.B., Kaliumsorbat)

Vorkommen/Herstellung: Kommt in der Vogelbeere vor. Wird heute aber überwiegend synthetisch hergestellt.

Beurteilung: Im Tierversuch in höheren Konzentrationen haut- und schleimhautreizend. Beim Menschen in seltenen Fällen allergieauslösend. Bei empfindlicher Haut können Rötungen auftreten. Die zulässige Höchstkonzentration in Kosmetika beträgt 0,6%.

Diese Zusammenstellung erhebt keinen Anspruch auf Vollständigkeit. Sie gibt lediglich einen Überblick über die Stoffe, die uns von den Herstellern genannt wurden. Sicherlich sind noch weitere Konservierungsmittel im Einsatz.

Im Zweifelsfalle ist es ratsam, sich vom Hersteller schriftlich bestätigen zu lassen, daß das jeweilige Produkt keine Konservierungsmittel enthält. Werbesprüche, wie "Selbstverständlich ohne Formaldehyd und/oder -abspalter" sagen nichts über die tatsächlich verwendeten Konservierungsmittel aus. Daß "Naturkosmetik" aber auch ohne chemische Konservierungsmittel hergestellt werden kann, beweisen einige Anbieter. Sie verwenden etherische Öle, die natürliche antimikrobielle Wirkstoffe enthalten. Der Verkeimung wird zudem durch Desinfektion des Verpackungsmaterials mit Alkohol vorgebeugt. Außerdem werden nur kleine Mengen in Tuben abgefüllt, so daß sich die Gefahr des bakteriellen Wachstums auf ein Minimum reduziert. Angebrochene Packungen sollten auf jeden Fall kühl gelagert werden.

Oft sind "Naturkosmetik"-Produkte, die unter der gleichen Bezeichnung angeboten werden, sehr unterschiedlich zusammengesetzt.
Kaufen Sie nur Produkte von Firmen, die die Inhaltsstoffe vollständig deklarieren.

Bevorzugen Sie nicht konservierte "Naturkosmetik"-Produkte, denn Konservierungsmittel sind allein für ein Drittel aller Kosmetikallergien verantwortlich. Lassen Sie sich im Zweifelsfall vom Anbieter schriftlich bestätigen, daß dieser auf chemische Konservierungsmittel verzichtet.

"Naturkosmetik" sollte keine mineralischen Fette enthalten, da sie nicht in die obere Hautschicht eindringen. Sie dichten die Haut lediglich ab und können bei großflächiger Anwendung einen Hitzestau bewirken.

Meiden Sie "Naturkosmetik"-Produkte, die Dioxan, Farbstoffe oder Duftstoffe enthalten. Sofern keine aktuellen Testergebnisse vorliegen, fragen Sie den Hersteller nach der Verwendung dieser Substanzen (Musterbrief s. Seite 99).

Nicht konservierte Produkte sind nur begrenzt haltbar. Beachten Sie das Mindesthaltbarkeitsdatum und bewahren Sie angebrochene Packungen kühl auf.

Kosmetik zum Selbermachen

Wer den käuflichen "Naturkosmetik"-Produkten mißtraut, kann seine Kosmetik aus einigen wenigen Rohstoffen ganz einfach selbst zubereiten. Insbesondere für viele Allergiker ist das Selbermachen eine preiswerte Alternative zu den in Apotheken erhältlichen Spezialkosmetikprodukten.

Für eine Hautcreme beispielsweise reichen fünf Zutaten aus: Bienenwachs, Wollfett, Pflanzenöl, Blütenwasser und ein etherisches Öl. Für ein Zahnputzmittel benötigt man drei und für ein Gesichtswasser nur zwei Zutaten . Der Vorteil: je weniger Inhaltsstoffe ein Kosmetikprodukt aufweist, desto geringer ist das Allergierisiko. Denn die Anzahl der verwendeten Inhaltsstoffe bestimmt die Anzahl der Reaktionen, die auf der Haut ablaufen und eventuell zu Unverträglichkeiten führen können. Bereits bei 15 bis 20 Zutaten, die in der Regel ein Industrie-

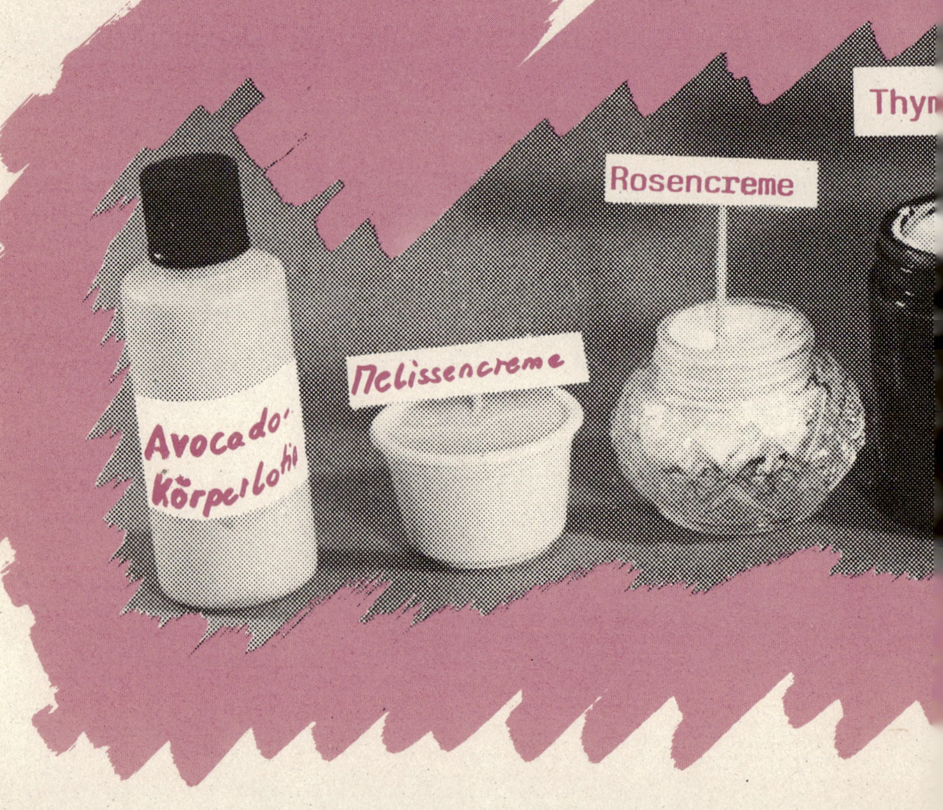

Kosmetikprodukt enthält, sind zwischen 32.000 und 1 Million Reaktionen auf der Haut möglich. Bei nur 5 oder 6 Zutaten reduziert sich deren Zahl deutlich. Die Gefahr einer Unverträglichkeit ist also kleiner.

Aber auch selbstgemachte Erzeugnisse sind nicht gänzlich frei von Substanzen, die von einzelnen nicht vertragen werden. So kann beispielsweise Geraniol – ein Bestandteil des Geraniumöls – allergische Reaktionen hervorrufen. Im Gegensatz zur herkömmlichen Kosmetik, bei der noch weitgehend eine Kennzeichnung der Inhaltsstoffe fehlt, ist es bei selbstgemachter Kosmetik allerdings wesentlich leichter, allergene Substanzen ausfindig zu machen.

Während früher zur Kosmetikherstellung nur natürliche Rohstoffe benutzt wurden, gibt es heute ein großes Angebot an Wirkstoffen aus den Labors der Chemiekonzerne ein-

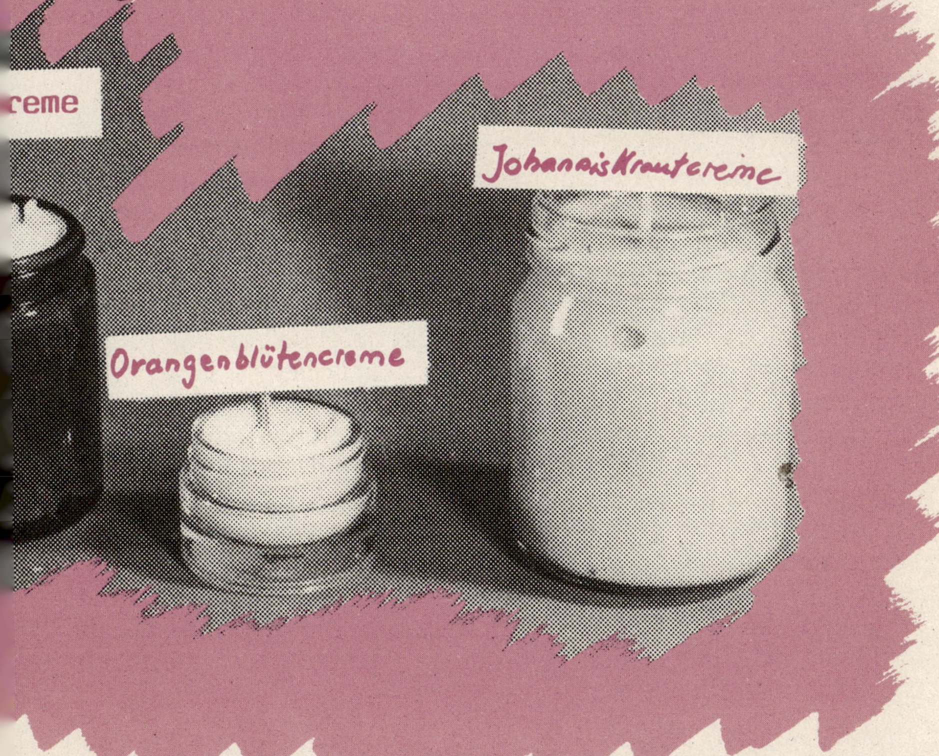

zeln – zumeist über den Versandhandel oder in Handelsketten – zu kaufen. Bei Substanzen wie Collagen, Antifalten- oder Anti-Schuppen-Wirkstoffen, Sonnenfiltern oder chemischen Konservierungsmitteln ist jedoch Vorsicht geboten: Wer die vorgeschriebenen Konzentrationen für die Rezepturen nicht einhält und nach dem Motto "viel hilft viel" arbeitet, provoziert Hautreizungen und allergische Reaktionen. Für den Hausgebrauch sind bei einigen Firmen auch die chemischen Konservierungsmittel "Euxyl K 100®" und Parabene erhältlich, die Allergien auslösen können. Nach der Kosmetik–Verordnung dürfen Parabene höchstens in einer Menge von 0,4% eingesetzt werden, d.h. 0,4g auf 100g des Kosmetikproduktes. Für das in Verruf geratene Konservierungsmittel "Euxyl K 100®" hat der Hersteller im August 1987 der Industrie empfohlen, die Anwendungsmenge auf unter 0,0015% zu reduzieren! Solche geringen Mengen können im Haushalt aber nicht mehr genau dosiert werden.

In den nachfolgenden Rezepten werden überwiegend natürliche Rohstoffe benutzt, deren Wirkungsweisen seit Jahren bekannt sind. Ausnahmen bilden die Emulgatoren Tween 80®, Tegomuls 90 S®, Silberseife und Vaseline, die in dieser Form nicht in der Natur vorkommen, ohne deren Hilfe die Herstellung von Lotionen oder Haarshampoos aber zuhause nicht möglich ist. Kaum noch aus der Natur erhältlich sind die Rohstoffe Alaun, Kampfer, Menthol und Pottasche. Deshalb können nicht alle unserer selbstgemachten Kosmetikerzeugnisse als "Naturkosmetik" bezeichnet werden. Chemische Konservierungsmittel, Farbstoffe, UV-Filter oder aus Naturstoffen isolierte bzw. synthetisch hergestellte Substanzen, wie Azulen, Bisabolol, Kollagen oder Elastin sind in unseren Rezepten nicht vertreten.

Das hat zur Konsequenz, daß bestimmte Produkte, wie Sonnenschutzmittel mit einem hohen Lichtschutzfaktor, nicht selbst hergestellt werden können. Der Vorteil unseres begrenzten Rohstoffprogramms liegt in einem weitgehenden Schutz vor bösen Überraschungen. Die jüngste Vergangenheit hat ja gezeigt, daß sich chemische Substanzen, die ursprünglich als unbedenklich angesehen wurden, plötzlich als bedenklich erweisen können.

Kosmetik-Rohstoffe werden heute von vielen Vertreibern angeboten. Bei der Wahl der Einkaufstätte können folgende Kriterien eine Entscheidungshilfe sein:

Welche Qualität wird angeboten?

Häufig verschweigen die Anbieter die Qualitäten ihrer Rohstoffe. So wird bei den wäßrigen Substanzen, wie Hamameliswasser, in den seltensten Fällen offengelegt, ob diese chemisch – zumeist mit PHB-Estern – konserviert sind. Das Verschweigen dieser Information bekommen Personen, die gegen PHB-Ester allergisch sind, durch Unverträglichkeitsreaktionen zu spüren. Apotheken stellen auf Wunsch aromatische Wässer ohne Konservierungsmittel her. Auch der Gehalt an wertbestimmenden Inhaltsstoffen (z.B. Kräutergehalt in einer Tinktur) bleibt meist das wohlgehütete Geheimnis des Händlers.

Die Ausnahme sind Rohstoffe, die mit dem Hinweis "DAB 9" gekennzeichnet sind. Das bedeutet, daß der Rohstoff nach den Richtlinien des Deutschen Arzneibuches, Ausgabe 9, hergestellt wurde. Ein solches Arzneibuch muß in jeder Apotheke vorliegen. Es schreibt für sehr viele Rohstoffe die genaue Zusammensetzung vor. "Pfefferminzwasser DAB 9" in einer Flensburger Apotheke gekauft, muß die gleiche Beschaffenheit aufweisen wie das Pfefferminzwasser, das unter dieser Bezeichnung per Katalog über den Versandhandel bestellt oder in einer Münchener Apotheke gekauft wurde. Ärgerlich ist es, daß einige Versandfirmen in ihren Katalogen keine Auskunft über den Verarbeitungsgrad der Pflanzenöle geben. So sucht man häufig vergebens nach Informationen, ob die Öle kalt- oder heißgepreßt worden sind. Die Verarbeitungsgrade sind nicht nur ausschlaggebend für den Preis, sondern auch für die Qualität des Öls.

Pestizide belasten Naturrohstoffe

Nach Informationen über die Rückstandsbelastung suchen kritische Verbraucher bei dem größten Teil der Anbieter ebenfalls vergeblich. Dabei sind insbesondere bei wollwachshaltigen Rohstoffen die Höhe des Pestizidgehaltes und bei dem Emulgator

Tween 80® der Dioxangehalt wichtige Kaufkriterien. Als unzulänglich muß hier auch das Deutsche Arzneibuch angesehen werden, das sich mit Vorschriften zur Höhe der Schadstoffbelastung der Rohstoffe vornehm zurückhält. So fand die Zeitschrift "Öko-Test" ("Ratgeber Kosmetik") heraus, daß Wollwachs mit dem Hinweis "DAB" genauso hoch mit Pestiziden belastet war wie "ganz normales" Wollwachs. Auf Anfrage erfuhren wir vom Zentrallaboratorium Deutscher Apotheker in Eschborn, daß für Pestizidrückstände in Naturrohstoffen die Höchstmengenverordnung von 1982 für Lebensmittel und Tabakerzeugnisse angewendet wird, d.h., die in Apotheken angebotenen Naturrohstoffe dürfen folgende Höchstmengen nicht überschreiten:

Pestizid	Höchstmenge in mg/kg Rohstoff
Aldrin und Dieldrin	0,2
DDT	3,0
Hexachlorbenzol (HCB)	0,5
HCH-Isomere (außer Lindan)	0,5
Lindan	2,0

Eine Prüfung des Emulgators Tween 80® auf Dioxanrückstände sieht das Deutsche Arzneibuch nicht vor. Hier gilt der vom Bundesgesundheitsamt vorgeschlagene Wert von 500 mg/kg als "unvermeidbare Verunreinigung". Diesen zulässigen Wert halten die Verbraucherzentralen für viel zu hoch, denn technologisch ist es möglich, den Dioxangehalt auf unter 5 mg/kg zu senken. Hieran sollten sich auch die Rohstoffanbieter halten.

Wer genau wissen möchte, welchen Qualitätskriterien die Rohstoffe entsprechen, sollte sich an die Anbieter wenden (Musterbrief siehe Seite 99).

Vergleichen Sie die vom Hersteller genannten Pestizidgehalte mit den Höchstmengen in der vorher genannten Tabelle. So ist eine bessere Einschätzung der Qualität möglich.

Kennzeichnung der Rohstoffe mit Phantasie- und Handelsnamen

Beim Durchsehen der Kataloge bzw. Produktlisten der Versandfirmen fällt auf, daß die Rohstoffe häufig mit Phantasienamen bezeichnet werden. So sind die Namen "Antikaries FLP", "Gelbildner PN 73", "Festiger HF 37", "Antiranz" oder die Sonnenschutzfiltersubstanzen "Sofi O" und "Sofi W" in der Fachliteratur nicht zu finden. Die wahre Identität dieser Substanzen bleibt das Geheimnis der Lieferfirmen. Doch nicht immer gelingt die Verschleierung. Die Firma "ALC-Cosmetic" beispielsweise bietet den Kunden ein "Bürzeldrüsenöl Subst." an, bei dem es sich um das synthetische Produkt "Cetiol SN®" des Chemie-Konzerns Henkel handelt. Nahezu perfekt beherrscht die Firma "Secret Emotion" das "Kunden–Verwirrspiel" in ihrem Katalog: Sieben synthetische Lebensmittelfarbstoffe, die zum Teil bei empfindlindlichen Personen Allergien auslösen können, wurden kurzerhand mit anderen Bezeichnungen versehen. Den künstlichen Farbstoff E 124 ("Cochenillerot A") findet man als "Blüten rot E 124" wieder. Die Farbstoffe E 127 ("Erythrosin") und E 104 ("Chinolingelb") werden im Katalog als "Kirschrot E 127" und "Zitronengelb E 104" offeriert. Die Mischung aus E 104 ("Chinolingelb") und E 131 ("Patentblau") heißt im Firmenkatalog "Blattgrün E 104/131". So tarnt man einen synthetischen Stoff mit einem natürlichen Flair. Fallen Sie also nicht auf auch noch so wohlklingende Namen herein. Um dem Verwirrspiel bald ein Ende zu bereiten, sollten seriöse Anbieter die Namen der Rohstoffe ähnlich der CTFA-Liste deklarieren (siehe Seite 100).

Kennzeichnung mit dem Mindesthaltbarkeitsdatum

Auch für Kosmetikrohstoffe gilt die Kosmetik-Verordnung. Danach müssen Kosmetikprodukte, die weniger als 30 Monate haltbar sind, ein Mindesthaltbarkeitsdatum tragen. Bei langlebigen Substanzen, wie Wollwachs oder Vaseline ist die Angabe eines Haltbarkeitsdatums dagegen freiwillig. Die Anbieter sollten alle Rohstoffe mit einem Mindesthaltbarkeitsdatum versehen und Hinweise auf spezielle Lagerbedingungen geben.

Das Diktat der Abnahmemengen

Die meisten Apotheken, Kräuter- und Kosmetikläden geben Rohstoffe auch in kleinsten Mengen ab. Manchmal kostet das etwas Zeit, so daß die Rohstoffe erst am nächsten Tag abholbereit sind. Über den Versandhandel und in den Kettenläden der Kosmetik-Rohstoffanbieter ist es dagegen nur möglich, vorgeschriebene Mengen abzunehmen. So müssen hier beispielsweise mindestens 50 g Alaun gekauft werden, während es in Apotheken oder kleinen Kosmetikläden auch schon 2 g, also genau die Menge, die man zum Beispiel für ein Rasierwasserrezept benötigt, zu kaufen gibt. Der auf den ersten Blick günstige Kauf von Großpackungen kann sich im nachhinein als Fehlkauf erweisen, wenn die Rohstoffe mangels Verarbeitung zu Hause verderben.

Lieferungs- und Zahlungsbedingungen der Fa. Colimex
GmbH + Co KG · Kosmetikvertrieb und Praxisbedarf

Bis DM 75,— Bestellwert berechnen wir Porto und Verpackung zu niedrigen Selbstkosten

Ab DM 75,— Bestellwert übernehmen wir die Verpackungskosten

Ab DM 150,— Bestellwert übernehmen wir Porto- und Verpackungskosten

Lieferung erfolgt per Nachnahme oder Vorauskasse (Scheck).
Bei Vorkasse (bitte Porto- und Versandkosten berücksichtigen) sparen Sie die Nachnahmegebühren.

Auf Anfrage senden wir Ihnen gerne unsere allgem. Geschäftsbedingungen.
Als Gerichtsstand gilt Köln als vereinbart.
Alle Preise verstehen sich incl. Gefäße und incl. gesetzlicher Mehrwertsteuer (zur Zeit 14%).

Preisliste gültig ab 7. 12. 1988

Unterschiedliche Lieferbedingungen

Bei Preisvergleichen der Ware aus dem Versandhandel mit der des Handels vor Ort, sollten auch die Lieferbedingungen bedacht werden. So müssen bei den Versandhäusern die Porto- und Verpackungskosten bei kleinen Bestellmengen zusätzlich bezahlt werden. Ist die Lieferung sogar nur per Nachnahme möglich, fallen weitere Kosten an.

5 von 9 Anbietern versenden ihre Produkte nur per Nachnahme, was bedeutet, daß der Kunde/Besteller erst nach der Bezahlung den Inhalt des Paketes überprüfen kann. Er stellt erst dann fest, ob die zugesandte Ware in Menge und Preis der Bestellung entspricht. Liegen Fehler vor, beginnt für ihn eine unter Umständen langwierige Korrespondenz – am Ende auch recht kostenaufwendig. Günstiger einzuschätzen ist dagegen die Versendung auf Rechnung: in der Regel hat man bis zu einer Woche Zeit, diese zu begleichen.

Lieferbedingungen verschiedener Rohstoffanbieter

Name der Firma	Lieferbedingungen (Stand 5/1989)
ALC-Cosmetic Postfach 2876 Berne 2	Lieferung per Nachnahme; Mindestbestellwert DM 20,– zzgl. DM 2,– Verpackung + Porto, ab DM 30,– verpackungsfrei, ab DM 75,– frei
Colimex GmbH & CO Mozartstr. 7 5000 Köln 1	Lieferung per Nachnahme zzgl. Porto + Verpackung "zu niedrigen Selbstkosten", ab DM 75,– verpackungsfrei, ab DM 150,– frei
Herbalind Postfach 26 4292 Rhede	Lieferung gegen Rechnung; Mindestbestellwert DM 20,– zzgl. Verpackung + Porto, ab DM 40,– verpackungsfrei, ab DM 70,– frei

Name der Firma	Lieferbedingungen (Stand 5/1989)
Kosmetik Küche Postfach 8196 Eurasburg	Lieferung gegen Rechnung; Preisangaben sind ohne Mehrwertsteuer, Porto und Verpackung (keine weiteren Informationen)
Kräuter Fischer Markt 3 4840 Rh.-Wiedenbrück	Lieferung gegen Rechnung zzgl. Verpackung und Porto, ab DM 75,– verpackungsfrei, ab DM 120,– frei
Secret Emotion Ottenser Hauptstr. 44 2000 Hamburg 50	Lieferung per Nachnahme zzgl. Verpackung DM 2,– + Porto, ab DM 30,– verpackungsfrei, ab DM 100,–– frei
Spinnrad GmbH Am Luftschacht 3A 4650 Gelsenkirchen	Lieferung per Nachnahme, Mindestbestellwert DM 20,– + DM 5,– Versandpauschale, ab DM 100,– frei
Stella K. Breit Bleichereistr. 41 7336 Uhingen	Lieferung gegen Rechnung zzgl. Porto– und Verpackungspauschale "in der Regel von DM 4,–, ab DM 60,– frei
Sylvi's Naturladen Peschweg 52 4152 Kempen 1	Lieferung per Nachnahme zzgl. Verpackung DM 2,– + Porto, ab DM 30,– verpackungsfrei, ab DM 90,– frei.

Kosten für selbstgemachte Kosmetik

Die folgenden Preise für einzelne Kosmetik-Rohstoffe sollen einen Eindruck über das Preisniveau vermitteln. Die Preisermittlungen wurden im Mai 1989 im Einzelhandel in Hamburg und Stuttgart sowie beim Versandhandel durchgeführt. Dabei konnten Qualitätsunterschiede bei den Rohstoffen nicht berücksichtigt werden, da diese mangels eindeutiger Deklaration nicht immer erkennbar waren.

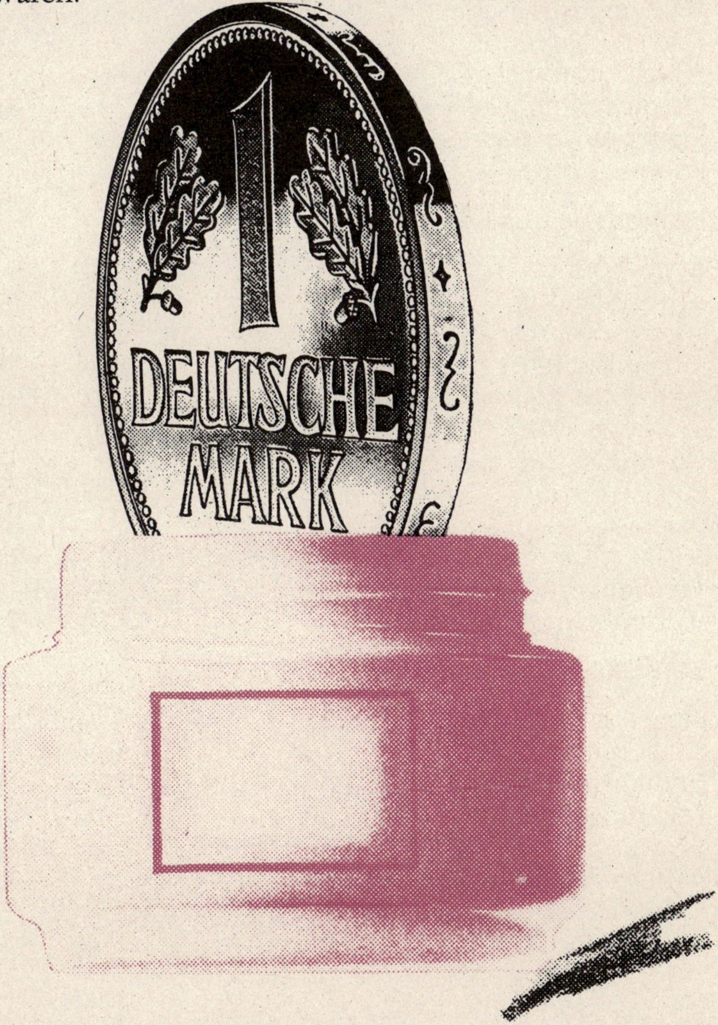

Kosten der Rohstoffe für selbstgemachte Kosmetik

Rohstoff	Durchschnittspreis (DM/100g)	Preisspanne (Stand 5/1989) (DM/100g)
Aromatische Wässer und Tinkturen		
Hamameliswasser	5,81	3,60 – 9,21
Hamamelistinktur	10,05	8,90 – 11,20
Myrrhentinktur	8,07	6,80 – 9,––
Orangenblütenwasser	3,99	3,31 – 5,80
Pfefferminzwasser	4,02	2,87 – 5,20
Rosenwasser	3,79	3,–– – 5,20
Pflanzenöle und Ölauszüge		
Avocadoöl	5,35	4,–– – 13,91
Arnikaölauszug	11,34	9,23 – 15,90
Calendulaölauszug	10,06	9,25 – 10,90
Johanniskrautöl	9,46	6,80 – 13,79
Jojobaöl	8,58	6,80 – 15,90
Mandelöl (süß)	3,89	2,80 – 6,04
Olivenöl	3,11	2,45 – 4,49
Pfirsichkernöl	5,12	4,10 – 7,50
Sesamöl	3,13	2,10 – 5,88
Sojaöl	2,56	1,65 – 4,17
Traubenkernöl	2,81	2,10 – 4,79
Weizenkeimöl	4,65	3,55 – 8,––
Konsistenzgeber und Emulgatoren		
Bienenwachs	4,28	2,–– – 11,10
Kakaobutter	6,35	4,40 – 15,55
Lanolin anhydrid	4,66	3,75 – 6,91
Tegomuls 90 S®	3,40	2,60 – 7,90
Tween 80®	5,40	3,45 – 9,30
Wollwachsalkohole	14,80	4,70 – 30,62

Rohstoff	Durchschnittspreis (DM/100 g)	Preisspanne (Stand 5/1989) (DM/100 g)
Etherische Öle	(Diese Preisangaben beziehen sich jeweils auf 10 ml!)	
Geraniumöl	8,25	3,50 – 21,20
Lavendelöl	3,02	2,–– – 6,20
Melissenöl	2,17	1,30 – 4,38
Orangenblütenöl	115,30	86,30 – 145,––
Orangenblütenöl, naturidentisch	4,95	2,80 – 16,––
Pfefferminzöl	3,44	1,90 – 6,52
Rosenblütenöl, synt.	4,91	2,90 – 14,40
Rosenblütenöl	200,––	180,–– – 320,––
Rosmarinöl	2,28	1,20 – 3,78
Sandelholzöl	16,20	2,70 – 61,60
Zitronenöl	3,46	2,30 – 5,59
Getrocknete Kräuter		
Eichenrinde	2,60	2,05 – 3,98
Hopfenblüte	3,70	3,15 – 4,79
Lavendelblüte	6,50	4,50 – 11,92
Melisse	6,43	3,90 – 7,96
Sonstige Zutaten		
Alaun	2,69	1,50 – 3,90
Mandelkleie	7,45	6,95 – 7,95
Menthol	50,30	35,–– – 63,80
Pottasche	5,16	3,42 – 6,86
Schlämmkreide	2,15	1,10 – 4,80
Silberseife	1,25	1,04 – 1,71
Veilchenwurzel	5,72	4,50 – 7,75
dest. Wasser	0,96	0,70 – 1,20

Angaben zu den oben genannten Zutaten finden Sie im Lexikon der Kosmetik-Rohstoffe.

Die in der Beratungspraxis häufig gestellte Frage, ob selbstgemachte Kosmetik teuer ist, kann – bezogen auf die Rezepte in dieser Broschüre – eindeutig mit "nein" beantwortet werden. Im Durchschnitt kostet kein Rezept mehr als 6 Mark. Am preiswertesten sind Haarshampoos und Mundwässer. Ihre Herstellungskosten liegen weit unter 2 Mark. Mit Abstand am teuersten sind Kräuterbäder: die Zutaten für ein Bad kosten rund 5,60 Mark.

Gesamtkosten für selbstgemachte Kosmetika

selbstgemachte Produkte	Durchschnittspreis (DM/100g)*
Hautcremes	4,31
Hautreinigungsmittel	5,08
Gesichtswässer	3,80
Gesichtsmasken	0,54 (pro Maske)
Körperöle	4,56
Rasierwässer	5,27
Kräuter-Öl-Bäder	5,84
Kräuterbäder	5,63 (pro Bad)
Haarshampoos	1,31
Mundwässer	1,72
Zahnpulver	5,08

* Die Kosten beziehen sich nur auf die eingesetzten Rohstoffe ohne Berücksichtigung von Arbeitszeit, Verpackung und Energiekosten.

Ausstattung des Kosmetik-Heimlabors

Die meisten Geräte, die zum Herstellen von Kosmetika benötigt werden, sind in der Küche bereits vorhanden. Dazu gehören:

1 Kochtopf für das Wasserbad (Durchmesser ca. 21cm),
1 elektrisches Handrührgerät mit einem Rührstab,
Marmeladengläser (möglichst schlanke, nicht zu hohe Gläser ohne große Ausbuchtungen),
mehrere Tee- und Eßlöffel,
große Schraubgläser (eventuell von eingelegten Früchten oder Gewürzgurken),
große und kleine Trichter,
1 Porzellanschüssel (Durchmesser ca. 25cm),
1 hoher Kochtopf zur Shampoo-Herstellung,
1 Teigschaber (klein),
1 Sieb

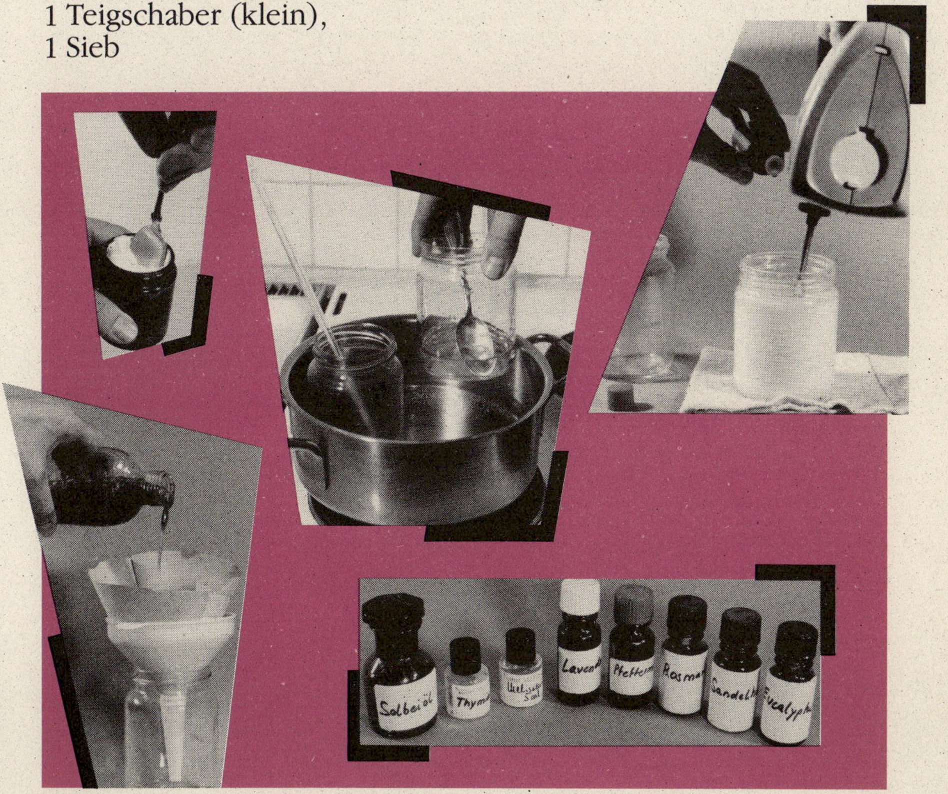

Gekauft werden müssen eventuell (in Apotheken, Laborbedarfs-, Kosmetikbedarfs- und Haushaltswarengeschäften):

1 Pipette
1 Thermometer mit einem Temperaturbereich bis 100 C,
1 Meßbecher oder -zylinder mit einem Meßbereich bis 50 ml,
1 Brief- oder Küchenwaage (nicht unbedingt für unsere Rezepturen erforderlich),
braune Weithalsflaschen (Fassungsvermögen bis 250 ml),
1 Spatel oder Glasstab

Zum Aufbewahren der selbstgemachten Produkte müssen bereitgehalten werden:

Kleine Klebeetiketten zum Beschriften mit Herstellungs- und/ oder Haltbarkeitsdatum und Produktnamen,
verschließbare, möglichst undurchsichtige Glas-, Porzellan- oder Kunststoffgefäße (Fassungsvermögen 50 – 125 g),
durchsichtige und undurchsichtige Fläschchen (Fassungsvermögen 100 – 250 ml)

Vor dem Gebrauch müssen alle Geräte gründlich gereinigt werden. Hitzebeständige Gegenstände sollte man am besten 10 bis 15 Minuten auskochen. Die Cremetöpfchen und Flaschen können Sie mit Alkohol ausspülen bzw. mit einem sauberen, in Alkohol getränkten Tuch ausreiben. Eventuell vorhandene Schmutzreste werden so entfernt und die Anzahl der Keime reduziert.

Zum Abmessen der flüssigen Zutaten (z.B. Duftwässer, Alkohol, Pflanzenöle) werden eine Pipette sowie ein Meßbecher bzw. -zylinder bis 50ml Fassungsvermögen benötigt. Das Abwiegen der festen Zutaten erfolgt mit einer Küchenwaage, sofern diese auch für kleine Mengen geeignet ist, oder mit einer Briefwaage.

Wesentlich einfacher ist es, die erforderlichen Mengen mit Hilfe eines Tee– oder Eßlöffels zu ermitteln. Diese Maße sind zwar nicht so genau wie eine Waage, dafür entfällt das aufwendige Reinigen des Gerätes. Vor allem klebrige und fettende Zutaten wie Wollfett und Pflanzenöle lassen sich so einfacher abmessen. Die benutzten Löffel können später zum Verrühren der Zutaten während der Erhitzung im Wasserbad benutzt werden.

Da die Größe von Tee– bzw. Eßlöffeln erheblich voneinander abweichen kann, sollte für ein Rezept immer derselbe Löffel genommen werden. Es kann zwar vorkommen, daß der gewählte Löffel kleiner oder größer ist, als diejenigen, für die die nachfolgenden Mengenangaben ermittelt wurden. Das hat aber keinen Einfluß auf die Qualität des späteren Produktes, da die Mengenverhältnisse gleich bleiben.

Für die nachfolgenden Rezepte reicht auf jeden Fall das Abmessen mit Löffeln aus. Falls das Doppelte oder gar Dreifache eines Rezeptes hergestellt werden soll, empfiehlt es sich, immer nur die im Rezept angegebene Menge herzustellen und den Produktionsvorgang mehrmals zu wiederholen. Anonsten kann es beispielsweise passieren, daß der Rührstab beim Rühren einer Creme nicht alle Rohstoffe erfaßt. Die Folge wäre eine Creme mit zum Teil nicht vermischten Zutaten.

Mengenangaben für das "Abwiegen" mit Löffeln

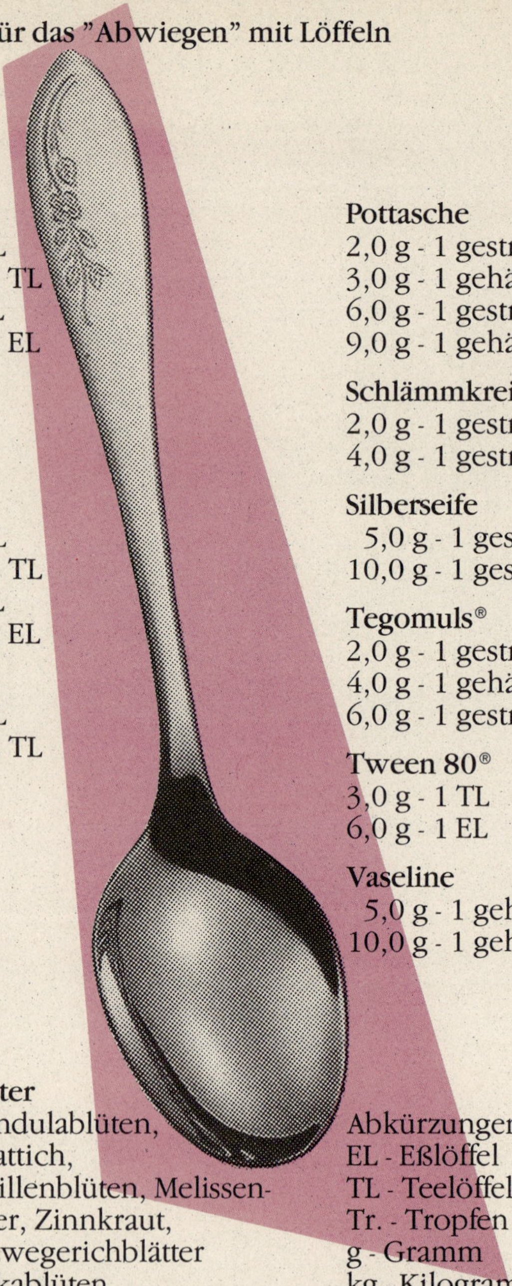

Bienenwachs
4,0 g - 1 gestr. TL
7,0 g - 1 gehäuft. TL
10,0 g - 1 gestr. EL
15,0 g - 1 gehäuft. EL

Blütenwässer
4,0 g - 1 TL
8,0 g - 1 EL

Kakaobutter
2,5 g - 1 gestr. TL
5,0 g - 1 gehäuft. TL
7,0 g - 1 gestr. EL
10,0 g - 1 gehäuft. EL

Lanolin anhydrid
5,0 g - 1 gestr. TL
10,0 g - 1 gehäuft. TL

Pflanzenöle
3,0 g - 1 TL
8,0 g - 1 EL

Pottasche
2,0 g - 1 gestr. TL
3,0 g - 1 gehäuft. TL
6,0 g - 1 gestr. EL
9,0 g - 1 gehäuft. EL

Schlämmkreide
2,0 g - 1 gestr. TL
4,0 g - 1 gestr. EL

Silberseife
5,0 g - 1 gestr. TL
10,0 g - 1 gestr. EL

Tegomuls®
2,0 g - 1 gestr. TL
4,0 g - 1 gehäuft. TL
6,0 g - 1 gestr. EL

Tween 80®
3,0 g - 1 TL
6,0 g - 1 EL

Vaseline
5,0 g - 1 gehäuft. TL
10,0 g - 1 gehäuft. EL

Getrocknete Kräuter
1,0 g - 1 TL Calendulablüten, Huflattich, Kamillenblüten, Melissenblätter, Zinnkraut, Spitzwegerichblätter
1,5 g - 1 TL Arnikablüten
3,0 g - 1 TL Eichenrinde
0,5 g - 1 TL Hamamelisblätter
1,8 g - 1 TL Johanniskraut

Abkürzungen:
EL - Eßlöffel
TL - Teelöffel
Tr. - Tropfen
g - Gramm
kg - Kilogramm
ml - Milliliter
gestr. - gestrichen
geh. - gehäuft

Aufbewahrung und Lagerung der Rohstoffe

Rohstoffe, die weniger als 30 Monate haltbar sind, müssen nach der Kosmetik-Verordnung mit einem Mindesthaltbarkeitsdatum versehen werden.

Für den Fall, daß dieses nicht angegeben und damit ein Rohstoff länger als 30 Monate haltbar ist, kann man sich nach den ungefähren Lagerzeiten richten. Hierbei handelt es sich um Durchschnittswerte, die sich auf nicht angebrochene Packungen, in einem trockenen Raum bei Zimmertemperatur gelagert, beziehen. Sofern andere Lagerbedingungen notwendig sind, werden sie bei den jeweiligen Rohstoffen genannt. Bei geöffneten Packungen kann die Lagerzeit zum Teil erheblich verringert sein. Sie sollten auf jeden Fall kühl und dunkel aufbewahrt werden.

Ungefähre Lagerzeiten der Rohstoffe	
Zum sofortigen Gebrauch	Destilliertes Wasser, nicht konservierte, frisch zubereitete Blüten- und Kräuterwässer
Ca. 6 Monate	industriell abgefüllte Blüten- und Kräuterwässer (sind zum Teil konserviert)
Höchstens 1 Jahr	Tegomuls 90 S®, Pflanzenöle*
Ca. 1 Jahr	Ölauszüge*, etherische Öle, Kakaobutter, Menthol, Tween 80®
Ca. 3 Jahre	Tinkturen, Jojobaöl, Kampfer (pulverisiert), Pottasche, Lanolin, Wollwachs, Wollwachsalkohole
Mindestens 3 Jahre	Alaun, Alkohol (untersch. Konzentrationen), Essig, Schlämmkreide, Vaseline

* in dunklen Flaschen lagern

Haltbarkeit selbstgemachter Kosmetik

Die Haltbarkeit selbstgemachter Kosmetik hängt entscheidend ab von

der Qualität (Frische) der eingesetzten Rohstoffe:
Es sollten grundsätzlich keine "überlagerten" Rohstoffe benutzt werden, da diese den vorzeitigen Verderb des Endproduktes beschleunigen.

der Art der verwendeten Rohstoffe:
Einige Rohstoffe besitzen konservierende Eigenschaften, die zur Verlängerung der Haltbarkeit beitragen. Dazu gehören viele etherische Öle, wie Nelken-, Zimt-, Rosmarin- und Thymianöl sowie Bienenwachs und Tinkturen, die aufgrund ihres Alkoholgehaltes konservierend wirken. Ebenso können aromatische Wässer zur Verlängerung der Haltbakeit beitragen, da diese meistens nur chemisch konserviert erhältlich sind.

der Hygiene bei der Zubereitung:
Durch schmutzige Rührlöffel oder Gefäße können Keime und Bakterien in die Produkte gelangen und einen vorzeitigen Verderb verursachen. Deshalb sollten nur ausgekochte Gefäße und mit Alkohol abgeriebene Gebrauchsgegenstände verwendet werden.

der Abfüllung und der Beschaffenheit der Gefäße:
Die Gefäße sollten möglichst steril oder zumindest vor der Abfüllung mit Alkohol ausgespült worden sein. Es hat sich auch bewährt, die selbstgemachten Erzeugnisse in kleine Tiegel zu füllen. Generell sind dunkle, lichtundurchlässige Behältnisse am besten zur Aufbewahrung geeignet. Ausnahmen sind Gesichts- oder Rasierwässer, die ohne Pflanzenöle hergestellt worden sind. Sie können auch in durchsichtige Flaschen abgefüllt werden.

dem Aufbewahrungsort:
Der ideale Aufbewahrungsort für selbstgemachte Kosmetik ist die Speisekammer, in der Temperaturen zwischen 10 und 15 °C herrschen. Ist eine Speisekammer nicht vorhanden, so kann der Kühlschrank als gleichwertiger Ersatz dienen. Grundsätzlich sollten Cremes nicht mit dem Finger aus dem Topf entnommen wer-

den. Am besten ist ein, mit Alkohol gesäuberter Spatel aus Metall, Porzellan oder Glas bzw. ein Löffel geeignet.

Für die in dieser Broschüre zusammengestellten Rezepte kann mit folgenden Haltbarkeitszeiten gerechnet werden, vorausgesetzt, Aufbewahrung und Anwendung erfolgen nach den oben erwähnten Prinzipien:

Haltbarkeit selbstgemachter Kosmetik

Zum sofortigen Gebrauch	Frische Waschcremes, Gesichtsmasken, saure Spülungen, selbstgemachte Kräuterabkochungen und -aufgüsse
3 Wochen	Cremes, Reinigungsmilchen, Körperlotionen
3 Monate	Bade- und Körperöle
Bis ca. 4 Monate	Rasier-, Gesichtswässer, Haarshampoos, Zahnpulver, selbstgemachte Kräutertinkturen, Ölauszüge

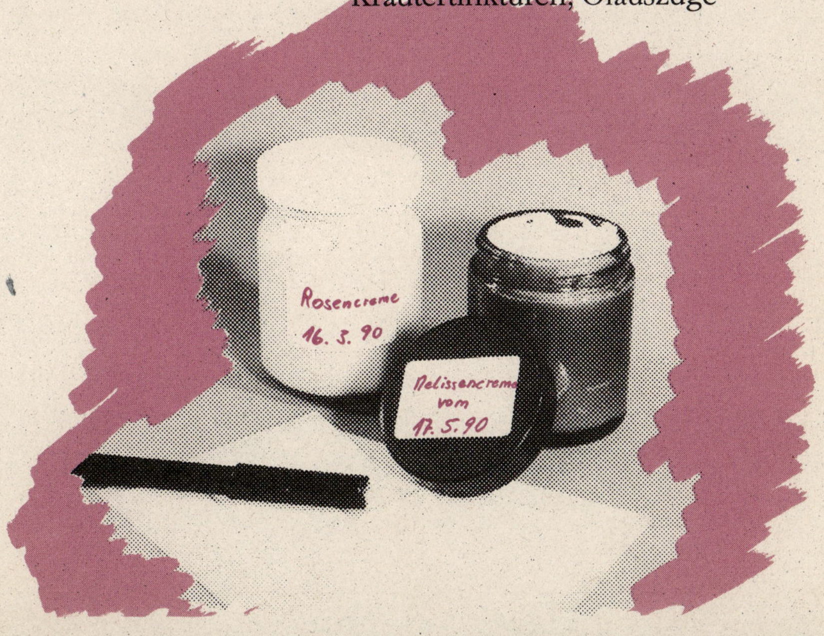

1

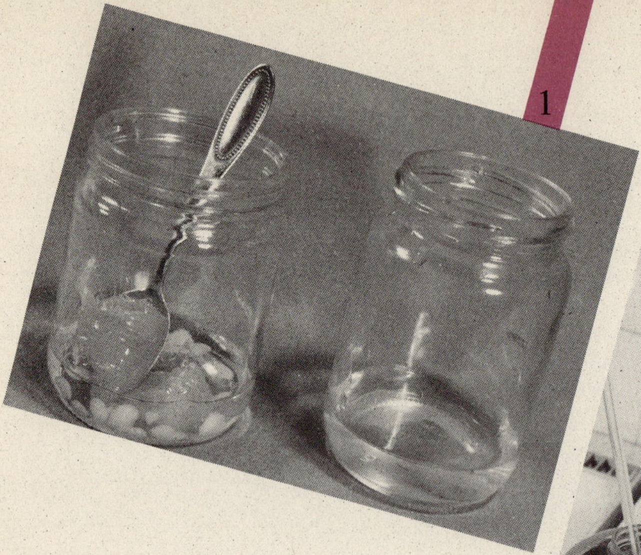

2

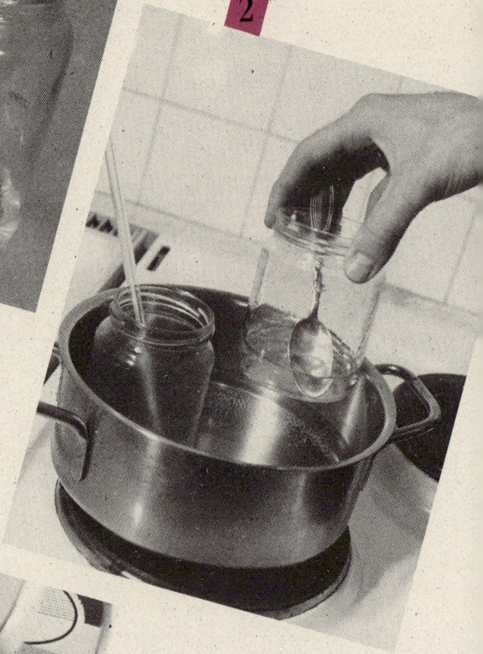

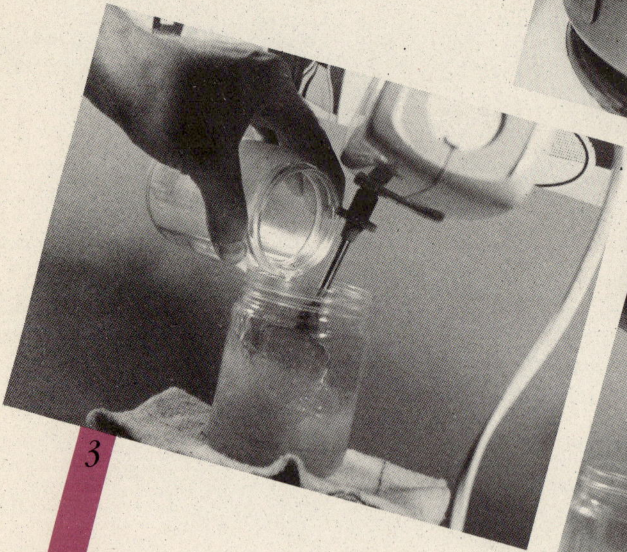

3

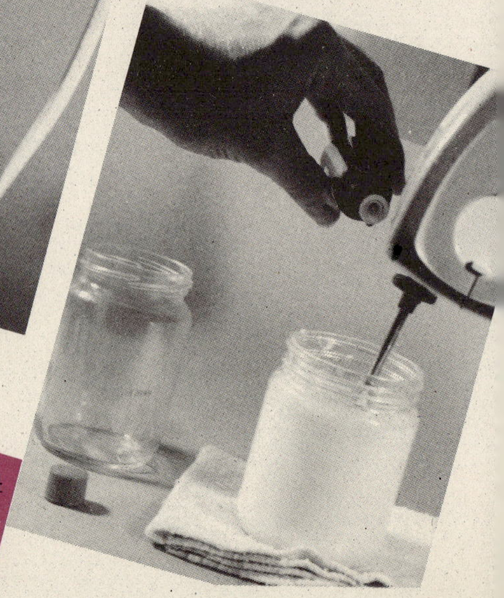

4

Die Rezepte wurden selbst entwickelt und in zahlreichen Kosmetikkursen erprobt.

Cremes und Körperlotionen

Jede Creme oder Lotion besteht aus 2 verschiedenen Phasen: der Fettkomponente und der wäßrigen Komponente. Zu der Fettkomponente gehört beispielsweise Pflanzenöl, Kakaobutter oder Bienenwachs. Wäßrige Komponente ist u.a. Rosenwasser.

Bei der Zubereitung kommt es darauf an, die normalerweise nicht miteinander mischbaren Phasen so zu binden, daß sie sich nicht wieder voneinander trennen.

1. Die für das jeweilige Rezept erforderliche Fettkomponente und wäßrige Komponente getrennt in 2 Marmeladengläser füllen.

2. Die beiden Phasen werden im Wasserbad auf ca. 60 bis 70° C erhitzt. Das ist der Temperaturbereich, in dem das Bienenwachs bzw. das Lanolin anhydrid im Öl gelöst sind.

3. Die Gläser aus dem Wasserbad nehmen und die Fettphase mit dem elektrischen Handrührgerät auf Stufe 1 rühren. Währenddessen wird die wäßrige Komponente langsam hinzugegossen (niemals umgekehrt!). Das durchsichtige Fett wird dabei milchig trüb und dickt beim Abkühlen durch das Rühren ein. Solange weiterrühren, bis die Creme bzw. Lotion nur noch handwarm ist (30° C), dann hat sie schon fast ihre gewünschte Konsistenz erreicht. Der Rührvorgang dauert insgesamt etwa 6 bis 8 Minuten.

4. Jetzt kann, unter nochmaligem kurzem Rühren, das Duftöl zugefügt werden.

Eine zu fest gewordene Creme nochmals kurz erhitzen und durch Unterrühren von ebenfalls erhitztem Öl geschmeidiger machen. Ist die Creme zu flüssig, diese erhitzen und durch Unterrühren von verflüssigtem Bienenwachs fester machen.

NORMALE HAUT

produziert gerade so viel Talg und Fett, wie der Schutzmantel der Haut benötigt. Die Haut glänzt etwas, sie fühlt sich glatt und geschmeidig an und weist feine Poren auf. Meistens haben nur junge Menschen normale Haut.

FETTE HAUT

produziert zuviel Talg und Fett. Sie glänzt ölig, ist schlecht durchblutet und weist oftmals Hautunreinheiten, wie Mitesser und Pickel, auf. Durch die Hautpflege soll die Haut gereinigt und so das überschüssige Fett entfernt werden.

TROCKENE HAUT

produziert zuwenig Talg. Dadurch enthält der Haut-Schutzmantel weniger Fett und Wasser. Die Haut glänzt nicht, sie ist häufig empfindlich, gerötet, gespannt und macht einen transparenten Eindruck. Dieses ist der am häufigsten vorkommende Hauttyp. Die meisten Menschen haben nach Erreichen des 30. bis 40. Lebensjahres zu trockene Haut.

MISCHHAUT

weist sowohl trockene und fettende Partien auf. Auf der Stirn, der Nase und am Kinn ist die Haut fettend, während die übrigen Hautpartien eher trocken sind.

Vorwiegend normale Haut

Orangenblütencreme

Fett-Komponenten	5 g Bienenwachs
	15 g Lanolin anhydrid
	40 g Traubenkernöl
Wäßrige Komponente	40 g Orangenblütenwasser
Duftöl	4 Tr. Orangenblütenöl

Rosencreme

Fett-Komponenten	5 g Bienenwachs
	15 g Lanolin anhydrid
	40 g Mandelöl
Wäßrige Komponente	40 g Rosenwasser
Duftöl	3 Tr. Rosenöl

Rosen-Körperlotion

Fett-Komponente	16 g Pfisichkernöl
	4 g Tegomuls 90 S® (Emulgator)
Wäßrige Komponente	80 g Rosenwasser
Duftöl	4 Tr. Rosenöl

Wer auf konservierte Blütenwässer verzichten möchte, kann diese durch die gleiche Menge destilliertes Wasser oder Kräuteraufguß ersetzen!

Vorwiegend für trockene, empfindliche Haut

Melissencreme

Fett-Komponenten	5 g Bienenwachs
	2,5 g Kakaobutter
	15 g Lanolin anhydrid
	40 g Pfirsichkernöl
Wäßrige Komponente	40 g Rosenwasser
Duftöl	4 Tr. Melissenöl

Avocadocreme

Fett-Komponenten	5g Bienenwachs
	15 g Lanolin anhydrid
	40 g Avocadoöl
Wäßrige Komponente	40 g Orangenblütenwasser
Duftöl	4 Tr. Geraniumöl

Avocado-Körperlotion

Fett-Komponente	12 g Avocadoöl
	2 g Tegomuls 90 S® (Emulgator)
Wäßrige Komponente	30 g Orangenblütenwasser
Duftöl	4 Tr. Geraniumöl

Johanniskrautcreme

Fett-Komponenten	5 g Bienenwachs
	2 g Kakaobutter
	15 g Lanolin anhydrid
	30 g Johanniskrautöl
Wäßrige Komponente	40 g Rosenwasser
Duftöl	6 Tr. Geraniumöl

Einfache Fettcreme

Fett-Komponenten	5 g Bienenwachs
	50 g Pflanzenöl nach Wahl
Wäßrige Komponente	keine
Duftöl	5 Tr. nach Wahl

Vorwiegend für fette, unreine Haut

Thymiancreme

Fett-Komponenten	10 g Bienenwachs
	30 g Lanolin anhydrid
	30 g Thymianölauszug
	20 g Weizenkeimöl
Wäßrige Komponente	40 g Hamameliswasser
Duftöl	5 Tr. Thymianöl

Erfrischungscreme

Fett-Komponenten	5 g Bienenwachs
	15 g Lanolin anhydrid
	40 g Traubenkernöl
Wäßrige Komponente	40 g Pfefferminzwasser
Duftöl	4 Tr. Pfefferminzöl

Rosmarincreme

Fett-Komponenten	5 g Bienenwachs
	15 g Lanolin anhydrid
	40 g Mandelöl
Wäßrige Komponente	40 g Hamameliswasser
Duftöl	10 Tr. Rosmarinöl

Wetterschutzcreme
(für alle Hauttypen geeignet)

Fett-Komponenten	30 g Vaseline
	5 g Lanolin anhydrid
	10 g Avocadoöl
Wäßrige Komponente	40 g destilliertes Wasser
Duftöl	keines

Hautreinigungsmittel

Die folgenden Reinigungsmittel werden im Prinzip genauso zubereitet wie die Cremes und Lotionen. Der einzige Unterschied besteht darin, daß sie anstelle eines elektrischen Handrührgerätes von Hand mit einem Glasstab oder Löffel gerührt werden.

Zinnkraut-Reinigungsmilch (für fette, unreine Haut)

Fett-Komponenten	60 g Weizenkeimöl
	5 g Kakaobutter
	15 g Tween 80®
Wäßrige Komponente	20 g Hamameliswasser
	30 g Zinnkrautaufguß (Rezept s. S. 62)
Duftöl	10 Tr. Zitronenöl

Rosen-Reinigungsmilch (für jeden Hauttyp)

Fett-Komponente	7,5 g Kakaobutter
	20 g Traubenkernöl
	30 g Mandelöl
	5 g Lanolin
	15 g Tween 80®
Wäßrige Komponente	40 g Rosenwasser
Duftöl	3 Tr. Rosenöl

Weizenkeim-Waschcreme

1/2 Tasse lauwarme Vollmilch
4 EL Weizenkeimflocken

Die Weizenkeime werden in der Milch verrührt, so daß eine Paste entsteht.

Kleie-Waschcreme (für unreine Haut)

1/2 Tasse abgekochtes, lauwarmes Wasser
4 EL Mandelkleie

Die Kleie wird in Wasser zu einer Paste verrührt.

Die Reinigungsmilch bzw. Waschcreme im Gesicht verteilen, einwirken lassen und mit reichlich lauwarmem Wasser abwaschen.

Arnika-Reinigungscreme (zum Abschminken)

Fett-Komponente	45 g Bienenwachs
	5 g Kakaobutter
	10 g Lanolin
	40 g Arnika-Ölauszug
Wäßrige Komponente	40 g Hamameliswasser
Duftöl	10 Tr. Melissenöl

Bei Verdacht auf Arnika-Unverträglichkeit sollten Sie ein wenig Creme auf dem Unterarm verreiben und einen Tag einwirken lassen. Dann müßte sich eine Unverträglichkeitsreaktion zeigen.

Johanniskraut-Reinigungsöl (für trockene Haut)

	40 g Traubenkernöl
	50 g Johanniskrautöl
	8 g Tween 80®

Gesichtswässer

Orangen-Rosen-Gesichtswasser (für jede Haut)

50 g Orangenblütenwasser
50 g Rosenwasser

Die Blütenwässer in einem Gefäß durch Schütteln miteinander vermischen.

Orangenblüten-Honig-Gesichtswasser (für normale Haut)

1 TL Bienenhonig
100 g Orangenblütenwasser
10 g Alkohol 70%
4 Tr. Orangenblütenöl

Etwas Orangenblütenwasser im Wasserbad leicht erwärmen und den Honig darin auflösen. Das Orangenblütenöl im Alkohol lösen und alle Zutaten durch Schütteln miteinander vermengen.

Kräuter-Gesichtswasser (für trockene, empfindliche Haut)

2 EL Kamillenblüten
1 EL Huflattichblätter
20 g Alkohol 70%
100 g destilliertes Wasser
50 g Rosenwasser
10 Tr. Kamillentinktur

Die Kräuter in ein verschließbares Gefäß füllen und mit Alkohol und destilliertem Wasser übergießen; verschlossen über Nacht durchziehen lassen. Am nächsten Tag durch ein sauberes Tuch pressen und durch eine Filtertüte gießen. Die gefilterte Flüssigkeit wird mit dem Rosenwasser und der Kamillentinktur durch Schütteln gemischt.

Calendula-Gesichtswasser (für trockene Haut)

50 g Calendula-Tinktur
50 g Rosenwasser
4 Tr. Sandelholzöl

Alle Zutaten in eine Flasche geben und kräftig schütteln.

Spitzwegerich-Gesichtswasser (für fette, unreine Haut)

100 g Spitzwegerichaufguß (Rezept s. Seite 62)
10 g Alkohol 70%
50 g Hamameliswasser

Alle Zutaten in eine Flasche geben und kräftig schütteln.

Zinnkraut-Gesichtswasser (für fette, unreine Haut)

35 g Zinnkrautaufguß (Rezept s. Seite 62)
30 g destilliertes Wasser
10 g Alkohol 70%
5 g Obstessig
20 g Pfefferminzwasser
40 g Hamameliswasser

Alle Zutaten in eine Flasche geben und kräftig schütteln.

Badezusätze

Kräuterbäder

Ein Leinensäckchen mit 100 bis 200 g getrockneten Kräutern füllen und so in die Badewanne hängen, daß das heiße Wasser beim Füllen der Wanne über das Säckchen läuft.

Eine andere Möglichkeit: Die Kräuter werden in einem Topf mit einem Liter Wasser ca. 20 Minuten lang erhitzt (nur bis kurz unterhalb des Siedepunktes!). Die durchgesiebte Kräuterzubereitung wird dem Badewasser zugegeben.

Kräuterbäder	Zutaten	Wirkung
Eichenrindenbad	100 g Eichenrinde	erfrischend, gut für fette, unreine Haut
Hopfenbad	250 g Hopfenblüten	beruhigend, macht müde ("Einschlafbad")
Lavendelbad	150 g Lavendelblüte	erfrischend, entspannend gut geeignet für unreine Haut
Melissenbad	100 g Melissenblätter	entspannend
Pfefferminzbad	100 g Pfefferminze	erfrischend und reinigend
Thymianbad	100 g Thymian	gut für fette, unreine Haut (nicht höher dosieren, da Thymian Hautreizungen hervorrufen kann)
Wermutbad	50 g Wermut mit 2 Liter kochendem Wasser übergießen, 2 Minuten ziehen lassen	gut für fette, unreine, zu Entzündungen neigender Haut

Badeöle

Alle Zutaten (Emulgator, Pflanzenöl, Duftöl) in eine Flasche füllen und kräftig schütteln. Von dieser Mischung dem Badewasser 1–2 Eßlöffel zusetzen.

Kräuterölbäder

5 g Tween 80®
70 g Sojaöl
25 g Kräuteröl (Melissen-, Rosmarin-, Salbeiöl)

Duftölbäder

5 g Tween 80®
90 g Sojaöl
5 g Duftöl (z.B. Rosenblüten-, Jasmin-, Geranium- oder Orangenblütenöl)

Pflanzenölauszug-Bäder

95 g Pflanzenölauszug (z. B. Kamillen-, Thymianölauszug. Rezepte siehe Seite 63)
5 g Tween 80®

Haar-Shampoos

Die Verwendung selbstgemachter Haarshampoos bedarf meistens erst einer gewissen Gewöhnungszeit, denn von ihrer Beschaffenheit her können sie nicht mit den Produkten der Kosmetikfirmen konkurrieren. Sie sind sehr dünnflüssig, da Verdickungsmittel fehlen. Auch können nicht die gewohnten "Schaumkronen" bei der Haarwäsche produziert werden. Da aber die Menge des Schaums nichts mit der Intensität der Waschkraft zu tun hat, ist das kein Nachteil. Kunststoff-Flaschen mit Spritzverschluß sorgen dafür, daß bei der Entnahme nicht zuviel Shampoo genommen wird.

Gewöhnungsbedürftig ist auch, daß zu jeder Haarwäsche eine anschließende saure Spülung gehört. Sie soll eventuelle Seifen- und Kalkrückstände auf dem Kopf beseitigen. Je härter, d.h. kalkhaltiger das Wasser ist, desto saurer muß die Spülung sein.

1. Destilliertes Wasser (und gegebenenfalls den Kräuteraufguß) in einem hohen Topf zum Kochen bringen.

2. Silberseife darin auflösen. Dann die Pottasche zufügen.

3. Die Seifenlösung etwa 20 – 25 Minuten köcheln lassen, bis sie sich auf die Hälfte verringert hat. Vom Herd nehmen und abkühlen lassen.

4. Die Kamillen- bzw. Brennessel-Tinktur unter die abgekühlte Seifenlösung rühren und das Shampoo in Kunststoff-Flaschen mit Spritzverschluß abfüllen. Falls sich Seifenlösung und Tinktur nicht verrühren lassen, genügt kurzes Erwärmen unter gleichzeitigem Rühren.

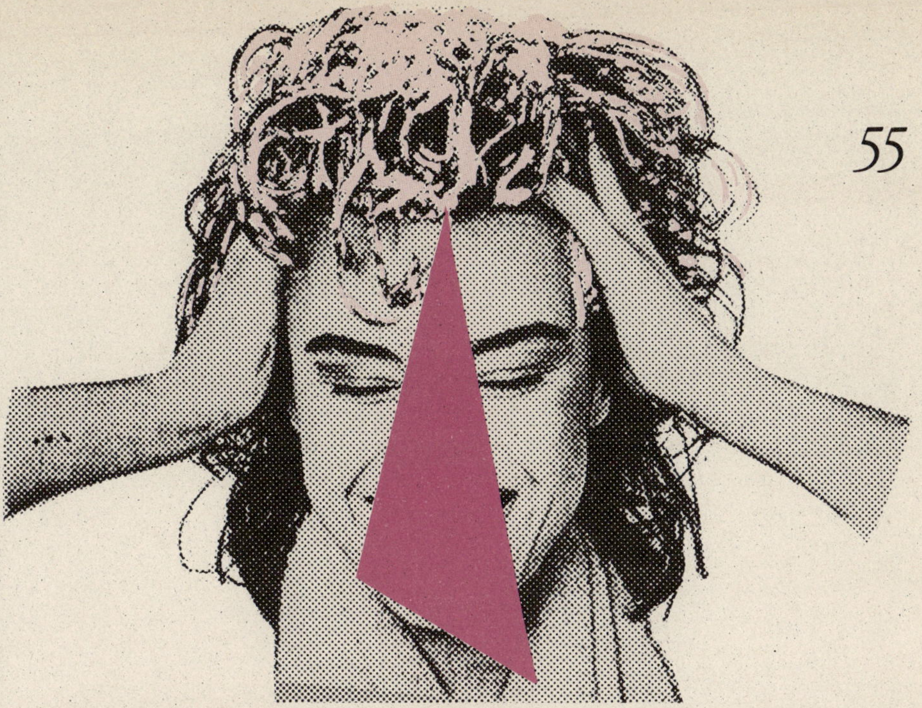

Kamillen-Shampoo (für helles Haar)

250 ml Kamillenaufguß
500 ml destilliertes Wasser
50 g Silberseife
10 g Pottasche
50 g Kamillen-Tinktur (Römische Kamille)

Brennessel-Shampoo (für normales bis fettes Haar)

750 ml destilliertes Wasser
50 g Silberseife
10 g Pottasche
50 g Brennessel-Tinktur

Saure Spülung

Saft einer großen Zitrone (durchgesiebt)
2 EL Obstessig
1/2 Tasse Wasser

Zitronensaft und Essig mischen, mit Wasser verdünnen und auf dem feuchten Haar verteilen. Anschließend mit warmem Wasser nachspülen.

Rasierwässer

Die folgenden Rasierwässer sind relativ mild, da der Alkoholanteil gering ist, und für jeden Hauttyp geeignet.

Bei der Zubereitung etwas Hamamelis- bzw. Rosenwasser erwärmen und darin das Alaunpulver auflösen. Ist die Verwendung von Menthol angegeben, so werden die Kristalle in etwas Calendula-Tinktur durch Schütteln aufgelöst. Anschließend alle Zutaten – mit Ausnahme des Duftöls – miteinander mischen und durch eine Filtertüte gießen. Danach etwas Duftöl zufügen.

Kräuter-Rasierwasser

1,5 g Alaun
0,5 g Menthol
25 g Calendula–Tinktur
25 g Hamamelis–Tinktur
50 g Pfefferminzwasser
100 g Hamameliswasser
4 Tr. Lavendelöl

Wacholder–Rasierwasser

100 g Hamameliswasser
50 g Pfefferminzwasser
50 g Alkohol 70%
1,5 g Alaun
5 Tr. Kampferöl
5 Tr. Wacholderöl

Sandelholz–Rasierwasser

100 g Rosenwasser
30 g Alkohol 70%
1,5 g Alaun
10 Tr. Sandelholzöl

Die Körperöle sind ganz einfach herzustellen: Bis auf das Duftöl die Zutaten in eine Flasche geben und alles kräftig schütteln. Dann das Duftöl zugeben und nochmals schütteln. Die Öle sollten vor jedem Gebrauch erneut geschüttelt werden.

Orangen-Körperöl (für jede Haut)

60 g Sojaöl
25 g Mandelöl
15 ml Tween 80®
5 ml Orangenschalenöl

Am besten zieht das Öl ein, wenn es unmittelbar nach dem Duschen oder Baden in die noch feuchte Haut einmassiert, oder wenn es mit ca. einem Teelöffel Wasser gemischt, auf der Haut verteilt wird.

Jojoba-Körperöl (für jede Haut)

80 g Jojobaöl
5 Tr. Rosenholzöl

Avocado-Körperöl (für trockene Haut)

40 g Avocadoöl
20 g Weizenkeimöl
30 g Sojaöl
10 ml Tween 80®
4–5 Tr. Geranium- oder Rosenöl

Melissen-Körperöl (für fette, unreine Haut)

40 g Sonnenblumenöl
40 g Traubenkernöl
15 ml Tween 80®
5 Tr. Melissenöl

Mundpflege

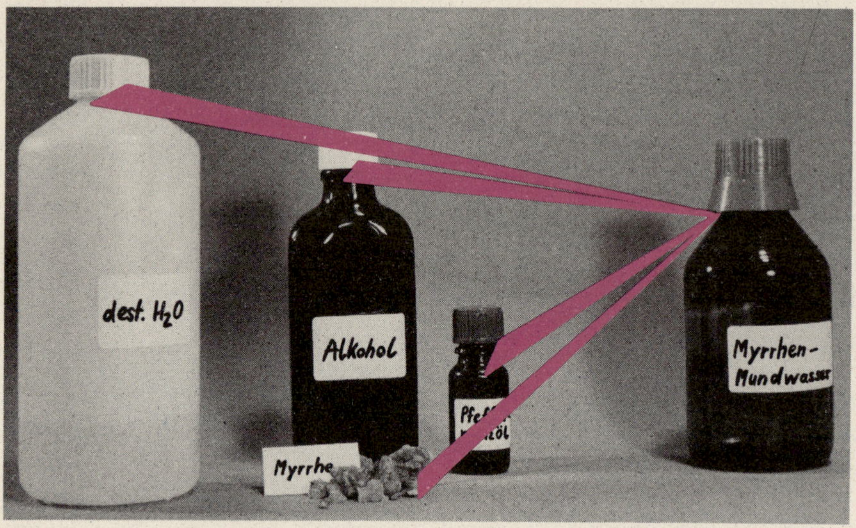

Myrrhen-Mundwasser

60 g destilliertes Wasser
20 g Alkohol 90%
15 Tr. Pfefferminzöl
15 Tr. Myrrhen-Tinktur

Das Pfefferminzöl im Alkohol lösen, dann die anderen Zutaten zufügen und alles kräftig durchschütteln. Anwendung: 1–2 Teelöffel auf ein Glas Wasser.

Zahnpulver

60 g Schlämmkreide
20 g Veilchenwurzelpulver
5 ml Pfefferminzöl

Schlämmkreide und Veilchenwurzelpulver miteinander vermischen, Pfefferminzöl zugeben, alles durchsieben und in ein kleines flaches Schraubglas abfüllen. Anwendung: Ein bißchen Pulver auf die angefeuchtete Zahnbürste geben.

Die Gesichtsmasken wirken erfrischend, glättend, durchblutungsfördernd und reinigend. Sie werden auf das zuvor gesäuberte Gesicht aufgetragen und sollten 20 bis 30 Minuten auf die Haut einwirken, bevor sie mit reichlich lauwarmem Wasser abgewaschen werden. Danach empfiehlt es sich, die Haut mit kaltem Wasser abzuspülen.

Für jede Haut

Möhrenmaske

2 Möhren
1 EL Kartoffelmehl
1 Eidotter

Die Möhren fein raspeln und mit den anderen Zutaten zu einem Brei verrühren.

Gurkenmaske

1/4 bis 1/2 frische Salatgurke

Die Salatgurke in Scheiben schneiden, auf dem Gesicht verteilen und mit einem feuchten Baumwolltuch abdecken.

Für trockene Haut

Hafermaske

2 EL Haferflocken
4 EL Milch

Die Milch erwärmen, die Haferflocken einrühren bis ein Haferschleim entstanden ist.

Für fette, unreine Haut

Hefemaske

1/2 Würfel Hefe
4 EL Milch

Die Hefe in die lauwarme Milch bröseln und zu einem Brei verrühren.

Heilerde-Maske

3 EL Heilerde
3 EL Wasser
5 Tr. Olivenöl
5 Tr. Zitronensaft

Die Heilerde ins heiße Wasser rühren, Zitronensaft und Olivenöl zufügen, so daß ein Brei entsteht. Den Brei so warm es geht auftragen (ausgenommen Augenbrauen, Lippen).

Sonnenblumenmaske

1 Handvoll Sonnenblumenkerne (geschält)
1 TL Honig
1 TL Olivenöl

Sonnenblumenkerne mahlen. Den Honig in ein paar Tropfen heißem Wasser lösen und alle Bestandteile mit dem Öl verrühren, im Wasserbad erwärmen und so heiß es geht auf dem Gesicht verteilen.

Honig-Quark-Maske

2 EL Bienenhonig
1 EL Quark

Den Honig im Wasserbad erwärmen (ca. 25–30° C), anschließend unter den Quark rühren, bis ein Brei entstanden ist.

Die folgenden Kräuter sind z.B. in Apotheken oder Kräuterläden erhältlich. Wildkräuter sollten nicht selbst aus der freien Natur gesammelt werden, da sonst das jeweilige "Öko-system" zerstört werden kann. Die im Handel erhältlichen Kräuter stammen von speziellen Anbauflächen und nicht aus der freien Natur.

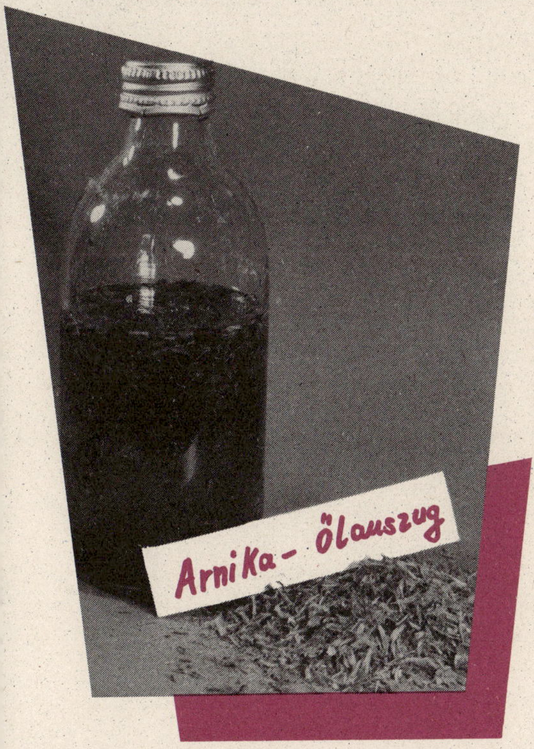

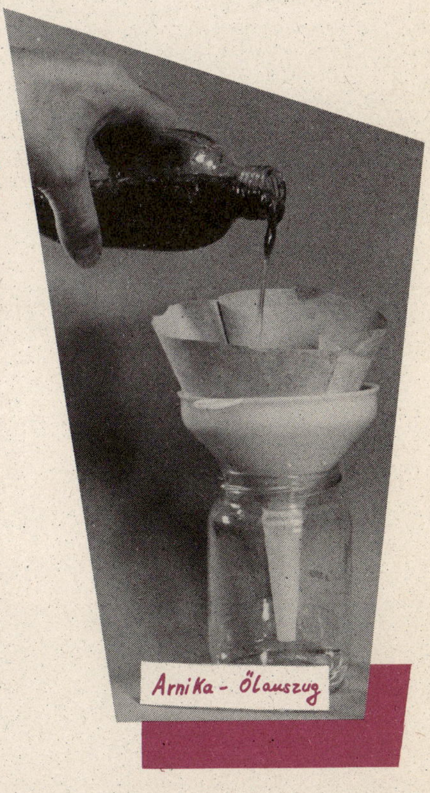

Aufgüsse

Ein Aufguß ist nichts anderes als ein Tee. Getrocknete Pflanzenteile – beispielsweise Blüten oder Blätter – werden mit kochendem Wasser übergossen, so daß diese vom Wasser bedeckt sind. Nach ca. 10 Minuten wird das Ganze durchgesiebt und der Aufguß ist fertig zur Weiterverarbeitung.

Art des Aufgusses	Menge der Pflanzenteile (auf 150 ml Wasser)
Calendula-Aufguß	3 g Calendula-Blüten
Hamamelisaufguß	3 g Hamamelisblätter
Huflattichaufguß	2 g Huflattichblätter
Johanniskrautaufguß	4 g Johanniskraut
Kamillenaufguß	2,5 g Kamillenblüten
Melissenaufguß	3 g Melissenblätter
Spitzwegerichaufguß	4 g Spitzwegerichblätter

Abkochung

Die Pflanzenteile in einem Topf mit kaltem Wasser bis zum Siedepunkt erhitzen. Nachdem das Ganze 5 bis 10 Minuten gekocht hat, alles durchsieben. Die Abkochung kann heiß oder kalt weiterverarbeitet werden. Abkochungen werden vor allem aus harten Pflanzenteilen, wie Rinden oder Wurzeln, hergestellt.

Art der Abkochung	Herstellung
Eichenrinden-Abkochung	1 EL Eichenrinde auf 1/2 l Wasser, 15–20 Minuten kochen lassen und durchsieben
Zinnkraut-Abkochung	4 g Zinnkraut auf 150 ml Wasser, 5 Minuten kochen, 15 Minuten ziehen lassen und durchsieben

Tinkturen

Hierbei werden die Pflanzenteile in Alkohol gelegt, um deren Wirkstoffe für die weitere Nutzbarmachung herauszulösen. Nach dem Deutschen Arzneibuch wird 1 Gramm Droge – so werden die Grundstoffe bezeichnet – auf 2 bis 10 Gramm Alkohol berechnet. Nachdem das Ganze ca. einen Monat an einem wärmeren Ort gestanden hat in eine dunkle Flasche filtern.

Art der Tinktur auf 100 g Alkohol (70%)	Menge der Pflanzenteile
Arnika-Tinktur	10 g Arnikablüten
Calendula-Tinktur	10 g Calendula-Blüten
Huflattich-Tinktur	4 g Huflattichblätter
Kamillen-Tinktur	10 g Kamillenblüten
Melissen-Tinktur	10 g Melissenblätter
Spitzwegerich-Tinktur	10 g Spitzwegerichblätter

Ölauszüge

Hier werden die Wirkstoffe der Pflanze in Pflanzenöl gelöst. 10 Gramm Pflanzenteile kommen auf 5 Teile Öl. Das Ganze bleibt ca. 2–3 Wochen an einem warmen Ort stehen. Danach wird das Öl in eine dunkle Flasche gesiebt.

Art des Ölauszugs	Zusammensetzung
Arnika-Öl	10 g Arnikablüten auf 50 g Olivenöl
Calendulaöl	10 g Calendula-Blüten auf 50 g Sojaöl
Johanniskrautöl	10 g frische Johanniskrautblätter auf 50 g Weizenkeimöl
Kamillenölauszug	2,5 g Kamillenblüten auf 50 g Olivenöl

Austauschen einzelner Rohstoffe

Das Austauschen einzelner Zutaten in den Rezepten kann dann sinnvoll sein, wenn zum Beispiel gegen eine Substanz eine Allergie vorliegt oder der Geruch eines Duftöles als unangenehm empfunden wird.

Einige Grundregeln sollten aber beachtet werden:

Es lassen sich nur von der Konsistenz her ähnliche Substanzen untereinander austauschen, also nur ein Pflanzenöl gegen ein anderes Pflanzenöl, ein Duftwasser gegen ein Duftwasser usw.. Wird nämlich ein Pflanzenöl – das zur Fettphase einer Creme gehört – durch ein Duftwasser ausgetauscht, so verändert sich auch die Konsistenz der Creme.

Die in den Rezepten angebenen Mengen für die einzelnen Komponenten der Fett- und wäßrigen Phase sollten nicht verändert werden, da es sonst passieren kann, daß sich die Phasen einer Creme immer wieder voneinander trennen oder eine Lotion zur Creme wird.

Wird ein etherisches Öl durch ein anderes ersetzt, können sich auch die Dosierungen ändern, da etherische Öle unterschiedlich stark duften. Um Überdosierungen zu vermeiden, sollte das neue etherische Öl nur tropfenweise zugegeben werden.

Emulgatoren können nicht ohne weiteres untereinander ausgetauscht werden, da ihre Dosierung jeweils sehr unterschiedlich ist.

Die nachfolgenden Tabellen sollen das Auffinden von Rohstoffen mit identischen Anwendungsgebieten und Wirkungsweisen erleichtern. Damit das Austauschen der Rohstoffe nicht zu einem "Blindekuhspiel" mit ungewissem Ausgang wird, sind Kenntnisse über Anwendungsgebiete und Wirkungsweisen der Rohstoffe unerläßlich. Es kann sonst nämlich passieren, daß aus einer Creme für fette, unreine Haut unbeabsichtigt eine Creme für trokkene Haut geworden ist.

Pflanzenöle auf einen Blick

	bevorzugte Verwendung für			
Öle	normale Haut	trockene Haut	fette, unreine Haut	alle Hauttypen
Aprikosenkernöl		●		
Avocadoöl		●		
Distelöl	●			
Erdnußöl				●
Jojobaöl				●
Leinöl			●	
Mandelöl	●	●		
Olivenöl				●
Pfirsichkernöl		●		
Sesamöl		●		
Sojaöl				●
Sonnenblumenöl			●	
Traubenkernöl	●			
Weizenkeimöl				●

Pflanzen-Zubereitungen auf einen Blick

	Eigenschaften:									bevorzugte Anwendungsgebiete:						
Zutaten	bakterien-, keimtötend/-hemmend	entzündungshemmend	durchblutungsfördernd	adstringierend (zusammenziehend)	beruhigend	kühlend	schweißhemmend	wundheilend	duftend	Hautreinigung	Gesichtswasser	Cremes/Lotionen	Haarpflege	Badezusätze	Mundpflege	Rasierwasser
Aloe vera Gel	●	●			●			●				●				
Arnika-Tinktur	●	●	●								●			●	●	●
Calendula-Tinktur* bzw. Ölauszug	●*	●			●			●			●	●				
Eichenrindenaufguß	●			●							●					●
Hamameliswasser		●								●	●	●	●			●
Hamamelistinktur		●		●							●					●
Huflattichaufguß	○	●		●							●	●				●
Kamille, echte	●	●			●			●			●					●
Krauseminzwasser									●		●	●				●
Malvenblüteaufguß		●		○	○						●			●		
Myrrhentinktur	●	●		●											●	
Orangenblütenwasser									●		●	●				
Pfefferminzwasser	●		●			●					●					●
Rosenwasser					●					●	●	●				
Rosmarintinktur	●		●								●	●				●
Salbeitinktur		●		●			●				●		●	●	●	
Schafgarbenaufguß	●	●									●					
Spitzwegerichtinktur	●	●		●							●					
Thymian-Ölauszug	●											●		●		
Wermutaufguß	●	●	●											●		
Zinnkrautaufguß/-Tinktur		●	●							●	●				●	

○ schwach

Etherische Öle auf einen Blick

Zutaten	Eigenschaften: bakterien-, keimtötend/-hemmend	entzündungshemmend	durchblutungsfördernd	beruhigend	adstringierend (zusammenziehend)	kühlend	schweißhemmend	bevorzugte Anwendungsgebiete: duftend	Hautreinigung	Gesichtswasser	Cremes/Lotionen	Haarpflege	Badezusätze	Mundpflege	Rasierwasser
Eucalyptusöl	●					●								●	
Fenchelöl	●													●	
Geraniumöl								●			●				
Jasminöl								●	●		●		●		
Johanniskrautöl		●			●				●		●		●		
Kamillenöl, echt	●	●		●					●	●	●		●		
Lavendelöl	●									●	●		●		
Melissenöl	●			●				●	●		●				●
Nelkenöl	●													●	
Orangenblütenöl								●	●		●		●		
Pfefferminzöl	●		●			●				●	●				●
Rosenöl								●	●	●	●		●		
Rosmarinöl	●		●							●	●				●
Salbeiöl	●	●			●	●				●		●	●	●	
Sandelholzöl	●							●					●		
Thymianöl	●										●		●		
Wacholderholzöl			●					●							●
Ylang-Ylang-Öl								●			●		●		
Zimtöl								●						●	
Zitronenöl								●	●		●		●		

Verbrauchertips

Bevorzugen Sie zur Herstellung von Kosmetika natürliche Rohstoffe. Verzichten Sie auf chemische Konservierungsmittel und Farbstoffe.

Synthetische Rohstoffe nur verwenden, wenn es keinen praktikablen "natürlichen Ausweg" gibt.

Kaufen Sie Kosmetikrohstoffe von Anbietern, die die Qualität und die Zusammensetzung deklarieren. Hierzu gehören Angaben zum Gehalt an wertbestimmenden Inhaltsstoffen, eindeutige Aussagen darüber, ob ein Rohstoff konserviert oder nicht konserviert ist sowie die Veröffentlichung aktueller Rückstandsuntersuchungen auf Pestizide.

Rohstoffe mit Phantasienamen wie "Antiranz", "Sofi W" oder "Kirschrot E 127" mahnen zur Vorsicht. Meistens verbergen sich dahinter Produkte der chemischen Industrie.

Führen Sie Preisvergleiche zwischen den Anbietern an Ihrem Wohnort und dem Versandhandel durch. Dabei sollten auch Lieferbedingungen, Mindestabnahmemengen und die Qualitäten der angebotenen Rohstoffe Berücksichtigung finden. Billige Großpackungen könnten sich unter Umständen als Fehlkauf erweisen, falls nichtverarbeitete Rohstoffe zu Hause verderben.

Kosmetikrezepte sollten nur aus wenigen Zutaten bestehen. Je weniger Inhaltsstoffe ein Produkt enthält, desto geringer ist das Risiko von Unverträglichkeitsreaktionen auf der Haut.

Angebrochene Packungen von Rohstoffen immer kühl und dunkel aufbewahren.

Collagen und Antifalten-Wirkstoffe gehören nicht in selbstgemachte Kosmetika.

Auch natürliche Rohstoffe können Allergien auslösen. Empfindliche Personen sollten bei Rohstoffen wie Geraniumöl, Arnikaöl,-extrakt, Jasminöl oder Lanolin einen Verträglichkeitstest am Unterarm durchführen.

Kennzeichnen Sie selbstgemachte Erzeugnisse immer mit dem Namen des Rezeptes und dem Herstellungsdatum. Bewahren Sie selbstgemachte Kosmetik in der Speisekammer oder im Kühlschrank auf.

Selbstgemachte, nicht konservierte Cremes niemals mit dem Finger aus dem Gefäß entnehmen. Hierdurch wird die Keimbelastung erhöht und die Haltbarkeit beträchtlich reduziert. Entnehmen Sie Cremes grundsätzlich mit einem sauberen Löffel oder Spatel aus Metall, Porzellan oder Glas.

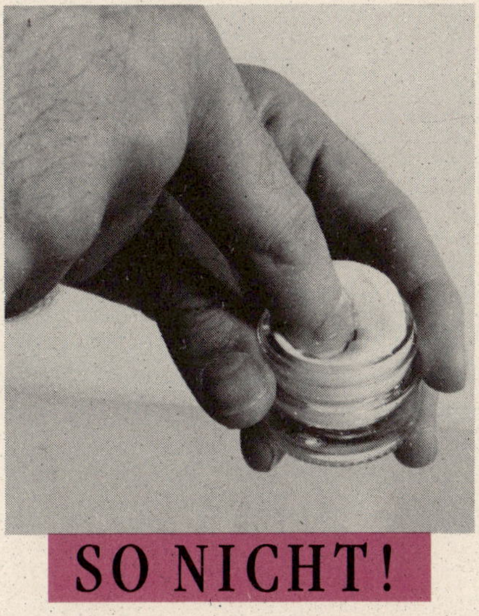

SO NICHT!

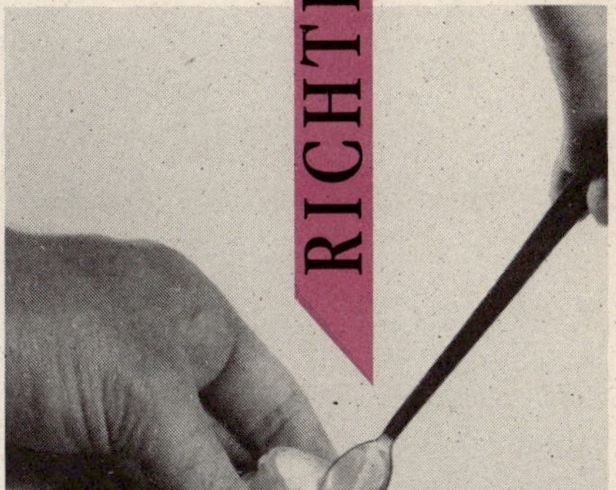

RICHTIG!

Lexikon der "Naturkosmetik"-Rohstoffe

Alaun (Alumen)

Gewinnung	Durch Auskristallisieren einer Lösung von Aluminiumsulfat und Kaliumsulfat
Eigenschaften	Weißes kristallines Pulver, das in Wasser aber nicht in Alkohol löslich ist. Wirkt adstringierend, mild desinfizierend und blutstillend.
Haltbarkeit	Mindestens 3 Jahre
Verwendung	Rasier- und Gesichtswässer, Rasierstifte, Körper- bzw. Antischweißpuder, Nagelhärter, Badesalze

Alkohol (Ethylalkohol)

Gewinnung	Durch Vergärung von Zucker oder Stärke mit Hefe.
Eigenschaften	Wirkt erfrischend und konservierend.
Haltbarkeit	Mindestens 3 Jahre
Verwendung	In reiner Form (96%) oder als Verdünnung (40, 60, 70%) wird er für Gesichts-, Rasier- und Haarwässer, sowie zur Herstellung von Tinkturen (70%iger Alkohol) eingesetzt.

Aloe vera-Gel

Gewinnung	Das Gel wird aus den Blättern der kaktusähnlichen Wüstenpflanze Aloe barbadensis durch Extraktion mit Wasser gewonnen. Zum Haltbarmachen wird es mit chemischen Konservierungsmitteln (z. B. PHB-Ester, Kaliumsorbat, Natriumbenzoat) versetzt. Nicht verwenden bei Allergie gegen PHB-Ester!
Eigenschaften	Wirkt wundheilend, leicht UV-Licht abschirmend und besitzt einen weichmachenden Effekt auf die Haut.
Haltbarkeit	Ca. 1 Jahr (nicht konservierte Ware sofort verbrauchen).
Verwendung	Sonnenschutzmittel, After-Sun-Präparate, Cremes, Gels, Körperlotionen, Akne-Präparate

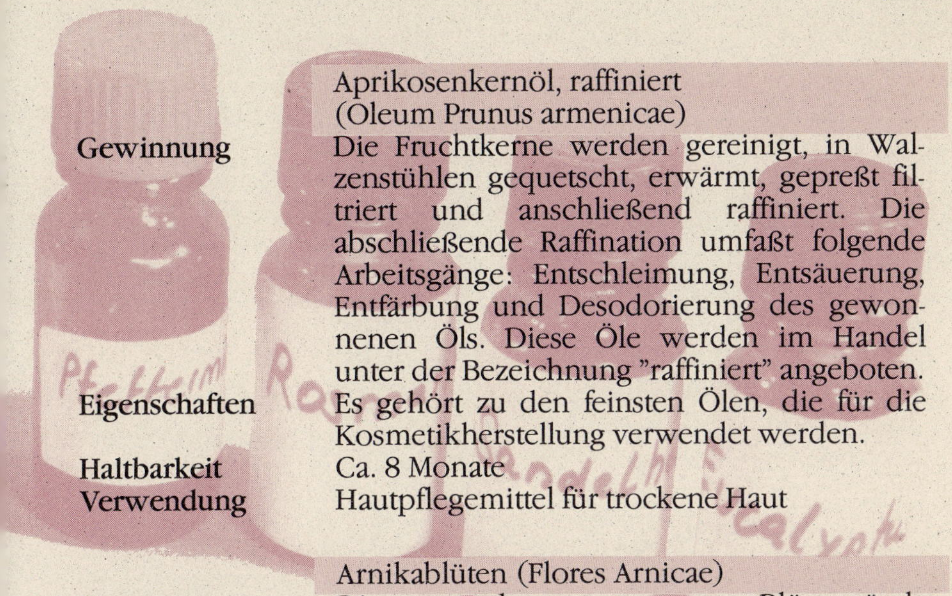

Aprikosenkernöl, raffiniert (Oleum Prunus armenicae)

Gewinnung Die Fruchtkerne werden gereinigt, in Walzenstühlen gequetscht, erwärmt, gepreßt filtriert und anschließend raffiniert. Die abschließende Raffination umfaßt folgende Arbeitsgänge: Entschleimung, Entsäuerung, Entfärbung und Desodorierung des gewonnenen Öls. Diese Öle werden im Handel unter der Bezeichnung "raffiniert" angeboten.

Eigenschaften Es gehört zu den feinsten Ölen, die für die Kosmetikherstellung verwendet werden.

Haltbarkeit Ca. 8 Monate

Verwendung Hautpflegemittel für trockene Haut

Arnikablüten (Flores Arnicae)

Gewinnung Die getrockneten, ganzen Blütenstände stammen überwiegend von wild vorkommenden Arnika-Pflanzen. Hauptlieferländer sind Jugoslawien, Spanien, Italien, Schweiz.

Eigenschaften Antiseptisch, entzündungshemmend, wundheilend, pilztötend und bakteriostatisch. Allergische Hautreaktionen können auftreten! Verträglichkeitstest: Ein bis zwei Tropfen Arnikaöl oder -Tinktur auf dem Unterarm verreiben, ein paar Tage einwirken lassen. Bei einer bestehenden Unverträglichkeit müßte sich die Haut röten, Bläschen erkennbar sein, oder ein Juckreiz auftreten.

Haltbarkeit Arnikaöl (Oleum Arnicae infusum): ca. 1 Jahr, Arnika-Tinktur (Tinctura Arnicae): 3 Jahre, getrocknete Blüten: ca. 1 Jahr, d.h., bis zur nächsten Ernte.

Verwendung Badezusätze, Gesichts- und Rasierwässer, Reinigungsmilch für fette, unreine Haut, Haarwässer. In starken Verdünnungen für Mundspülungen.

Avocadoöl, kaltgepreßt (Oleum Avocadoae)

Gewinnung
Die Avocadokerne werden gereinigt, zerkleinert und ohne Wärmezufuhr gepreßt und anschließend gefiltert. Die Wärmeentwicklung beim Pressen darf 40 °C nicht übersteigen, damit das Öl als "kaltgepreßt" verkauft werden darf. Die Raffination entfällt bei diesen Ölen.

Eigenschaften
Wird nur schwer ranzig und dringt leicht in die obere Hautschicht ein.

Haltbarkeit
Höchstens 1 Jahr

Verwendung
Cremes, Körperöle, -lotionen und Reinigungsmilch, insbesondere für trockene und schuppige Haut.

Bienenwachs (Cera flava und Cera alba)

Gewinnung
Die entleerten Bienenwaben werden eingeschmolzen. Weißes Bienenwachs (Cera alba) wurde mit Chromsäure oder Wasserstoffperoxid gebleicht. Täuschend ähnlich sind die Bienenwachsersatzprodukte, wie "Cutina BW". Um Verwechslungen und Irreführungen aus dem Weg zu gehen, sollte nur das gelbe Roh-Bienenwachs (Cera flava) oder Weißes mit dem Hinweis "DAB" gekauft werden.

Eigenschaften
Wird nicht ranzig und dient als Konsistenzregler in Salben und Cremes.

Haltbarkeit
Ca. 3 Jahre

Verwendung
Cremes, Salben, Lippenstifte. Es sollte nicht zuviel Bienenwachs zur Herstellung benutzt werden, da das erkaltete Wachs nur schwer auf der Haut zu verstreichen ist.

Brennesselkraut (Herba Urticae)

Gewinnung
Während der Blüte werden die Blätter und Stengel (mit einem maximalen Durchmesser von 3mm) abgeschnitten und getrocknet. Im

	Handel erhältliches Brennesselkraut stammt überwiegend aus den Wildvorkommen Mittel- und Osteuropas.
Eigenschaften	Durchblutungsfördernd, geben dem Haar einen weichen Griff und Glanz.
Haltbarkeit	Getrocknete Kräuter: ca. 1 Jahr, d.h., bis zur nächsten Ernte. Brennessel-Tinktur: ca. 3 Jahre
Verwendung	Haarkuren, -wässer und Shampoos

Calendulatinktur

(siehe Ringelblumenblüten)

Destilliertes Wasser (Aqua destillata)

Gewinnung	Trinkwasser wird verdampft und anschließend wieder verflüssigt, um Verunreinigungen zu entfernen.
Eigenschaften	Von Keimen, Kalk-, Eisen- u.a. Verbindundungen befreites Trinkwasser
Haltbarkeit	Vom Hersteller verschlossene Flaschen: höchstens 1 Jahr, angebrochene Flaschen: zum sofortigen Gebrauch. Um die Keime abzutöten, sollte das Wasser vorsichtshalber vor dem Gebrauch aufgekocht werden.
Verwendung	Cremes, Körperlotionen, Reinigungsmilchen, Shampoos

Distelöl, kaltgepreßt (Safloröl/Oleum Carthami)

Gewinnung	Ähnlich dem Avocadoöl. Allerdings dürfen die Samen vor der Pressung geschält oder mit Wasserdampf behandelt werden, um den Brechreiz erregenden Geruch zu vertreiben.
Eigenschaften	Es ist leicht verstreichbar, wirkt als leichter UV-Filter; wird aber relativ schnell ranzig.
Haltbarkeit	Höchstens 1 Jahr
Verwendung	Cremes, Körperlotionen, Reinigungsmilchen

Eichenrinde (Cortex Quercus)

Gewinnung	Die Rinde stammt von jüngeren Zweigen und Stockausschlägen, die höchstens 4 mm dick sein sollten. Im Handel erhältliche Eichenrinde wurde zumeist aus ost- und westeuropäischen Ländern importiert.
Eigenschaften	Wirkt adstringierend und antiseptisch.
Haltbarkeit	Ca. 1 Jahr
Verwendung	Als Aufguß für Fußbäder, Gesichts-, Rasierwässer, insbesondere bei fetter, unreiner Haut.

Erdnußöl, raffiniert (Oleum Arachidis)

Gewinnung	Siehe Aprikosenkernöl
Eigenschaften	Wird kaum ranzig und wirkt als leichter UV-Filter
Haltbarkeit	Höchstens 1 Jahr
Verwendung	Haut-, Sonnen- und Massageöle

Essig

Gewinnung	Essig entsteht durch das Vergären weingeisthaltiger Flüssigkeiten, wie Wein oder Branntwein oder durch Vergären von Obst unter Zugabe von Essigsäurebakterien (Obstessig). Für die Körperpflege kann sowohl Wein- als auch Obstessig verwendet werden.
Eigenschaften	Entfernt Kalkreste von der Haut; die Essigsäure wirkt blutstillend und adstringierend
Haltbarkeit	Mindestens 3 Jahre
Verwendung	Gesichts-, Rasierwässer, Haarspülungen

Eucalyptusöl (Oleum Eucalypti)

Gewinnung	Durch Wasserdampfdestillation der Blätter oder frischen Zweigspitzen wird das etherische Öl gewonnen.
Eigenschaften	Wirkt antiseptisch und kühlend
Haltbarkeit	Höchstens 1 Jahr
Verwendung	Mundpflegemittel

	Fenchelöl (Oleum Foeniculi)
Gewinnung	Durch Wasserdampfdestillation wird das etherische Öl aus den Früchten des Fenchels gewonnen.
Eigenschaften	Wirkt leicht antiseptisch
Haltbarkeit	Ca. 1 Jahr
Verwendung	Mundpflegemittel
	Geraniumöl (Oleum Geranii verum)
Gewinnung	Das etherische Öl wird aus den Blättern von Pelargonium- oder anderer Geranium-Arten destilliert.
Eigenschaften	Rosengeruch; das in dem etherischen Öl enthaltene Geraniol ist als allergieauslösender Stoff bekannt (Verträglichkeitstest durchführen, siehe Arnika).
Haltbarkeit	Ca. 1 Jahr
Verwendung	Zur Parfümierung von Kosmetika, als Ersatz für echtes Rosenöl.
	Hamamelis-Tinktur, -wasser (Tinctura bzw. Aqua Hamamelidis)
Gewinnung	Das Wassser wird durch Wasserdampfdestillation aus den Blättern des mexikanischen Zaubernußstrauches (Hamamelis virginiana) gewonnen; die Tinktur durch Einlegen der Blätter und Rinde in Alkohol. Hamameliswasser wird zur Verlängerung der Haltbarkeit oftmals mit PHB-Estern oder Natriumbenzoat konserviert.
Eigenschaften	Herber, erfrischender Duft; das Wasser wirkt entzündungshemmend. Die Tinktur wirkt außerdem adstringierend.
Haltbarkeit	Hamameliswasser: Ca. 6 Monate, nicht konservierte Ware: sofort verbrauchen. Hamamelis-Tinktur: ca. 3 Jahre
Verwendung	Vor allem zur Pflege fetter, unreiner und großporiger Haut: das Hamameliswasser für

Cremes, Körperlotionen, Reinigungsmilchen, Gesichts-, Haar- und Rasierwässer, die Tinktur für Rasier- und Gesichtswässer.

Huflattichblätter (Flores Farfarae)

Gewinnung Die Blätter werden ausschließlich von wildwachsenden Pflanzen gesammelt. Hauptherkunftsländer sind Italien, der Balkan und osteuropäische Länder.

Eigenschaften Huflattichaufguß wirkt entzündungshemmend, adstringierend und leicht antiseptisch

Haltbarkeit Getrocknete Kräuter: Ca. 1 Jahr, d.h., bis zur nächsten Ernte.

Verwendung Gesichts- und Rasierwässer, vor allem für fette, unreine und zu Entzündungen neigender Haut.

Jasminöl (Oleum Jasmini artifi.)

Gewinnung Aus den Jasminblüten wird das etherische Öl gewonnen. Es gehört zu den wertvollsten Blütendüften, deshalb bietet der Handel meistens nur das synthetisch hergestellte Jasminöl an. Der Wirkstoff Geraniol kann Allergien auslösen (Verträglichkeitstest durchführen, siehe Arnika)

Eigenschaften Blumiger Duft

Haltbarkeit Synthetisches u. echtes Jasminöl: ca. 1 Jahr

Verwendung Zur Parfümierung von Kosmetikartikeln

Johanniskraut (Hyperici herba)

Gewinnung Zur Blütezeit werden die Zweigspitzen der Pflanze geerntet und getrocknet. Im Handel erhältliches Johanniskraut stammt von Wildpflanzen aus der UdSSR, Bulgarien, Ungarn, Jugoslawien und Rumänien.

Eigenschaften Der Ölauszug wirkt entzündungshemmend, wundheilend und adstringierend, der Aufguß außerdem beruhigend.

Haltbarkeit Johanniskrautöl(auszug): ca. 1 Jahr, getrocknetes Kraut: ca. 1 Jahr, d.h. bis zur nächsten Ernte.

Verwendung Hautpflegemittel, Badezusätze, vor allem für empfindliche, rauhe Haut. Johanniskrautzubereitungen dürfen nicht in Sonnenschutzmitteln für hellhäutige Personen enthalten sein, die unter einer Lichtüberempfindlichkeit leiden. Bei starker Sonnenbestrahlung können sich sonst sonnenbrandähnliche Entzündungen an den mit johanniskrauthaltigen Mitteln behandelten Hautpartien zeigen.

Jojobaöl, kaltgepreßt (Oleum Jojoba)

Gewinnung Das Öl wird aus den olivenähnlichen Früchten der immergrünen Wüstenpflanze Jojoba (Simmondsia chinensis), die in Kalifornien, Mexiko und Arizona beheimatet ist, gewonnen (ähnlich dem Avocadoöl).

Eigenschaften Ölartiges Wachs, das nicht ranzig wird und besonders hautfreundlich ist.

Haltbarkeit Ca. 3 Jahre

Verwendung Als Ersatz für Walrat u.a. Naturwachse in Cremes, Sonnenschutzölen, Haarölen, Shampoos

Kakaobutter (Oleum Cacao)

Gewinnung Fällt als Nebenprodukt bei der Kakaogewinnung aus den Früchten des Kakaobaumes an. Die Kakaobutter ist das Fett aus den Bohnen, das durch Pressen unter Druck gewonnen wird. Gut gepreßte Kakaobutter ist glatt und fest im Griff. Sie darf nicht an den Fingern schmieren. Frische Kakaobutter ist hellgelb, mindere Qualitäten sind tiefgelb bis bräunlich.

Eigenschaften Bewirkt eine gute Verstreichbarkeit von Cremes und Salben, sie wird als Konsistenzgeber

	eingesetzt. Kakaobutter dringt gut in die Haut ein, macht sie jedoch etwas glänzend.
Haltbarkeit	Ca. 1 Jahr (unbedingt kühl lagern, am besten im Kühlschrank).
Verwendung	Haut-, Babypflegecremes, Lippenstifte. In konventioneller Kosmetik wurde sie weitgehend durch synthetische Substanzen ersetzt.

Kamillenblüten, Echte (Matricariae flos)

Gewinnung	Die Blütenköpfe mit den gelben Röhrenblüten können von Mai bis August geerntet werden. Die Handelsware stammt überwiegend aus kultiviertem Anbau u.a. aus Argentinien, Bulgarien und Ungarn.
Eigenschaften	Entzündungshemmend, wundheilend, beruhigend, bakterizid und fungizid
Haltbarkeit	Kamillenöl: ca. 1 Jahr, Kamillen-Tinktur: ca. 3 Jahre, getrocknete Blüten: ca. 1 Jahr, d.h., bis zur nächsten Ernte
Verwendung	Kamillenöl und -extrakte finden Verwendung für Bade-, After-Sun-Präparate, Augen-, Gesichtswässer, Cremes, Salben, Seifen zur Behandlung unreiner oder empfindlicher Haut.

Kamillenblüten, Römische (Chamomillae romanae flos)

Gewinnung	Die weißen bis gelblich-weißen Blütenköpfe stammen überwiegend von kultivierten Pflanzen aus Frankreich, Polen und der Tschechoslowakei.
Eigenschaften	Die Blüten sind für Kosmetika wegen ihres Gehaltes an gelbem Farbstoff interessant. Er bewirkt die Aufhellung von nachgedunkeltem blondem Haar.
Haltbarkeit	Getrocknete Blüten: ca. 1 Jahr, d.h., bis zur nächsten Ernte.
Verwendung	Haarshampoos, -spülungen

Kampfer (Campher)

Gewinnung	Naturkampfer wird aus dem Holz der in China und Japan beheimateten Kampferbäume gewonnen. Meistens wird aber synthetischer Kampfer angeboten (Camphora synthetica), der aus Terpentinöl hergestellt wird.
Eigenschaften	Er verflüchtigt sich bei Zimmertemperatur, deshalb sollte er in verschlossenen Gefäßen aufbewahrt werden. Kampfer löst sich kaum in Wasser, aber in fetten und etherischen Ölen, sowie Alkohol. Kampfer bildet weiße, durchscheinende, fettglänzende, kristalline Stücke. Daneben sind Kampferöle(Oleum campheratum) erhältlich, die aus Kampfer in Oliven- bzw. Erdnußöl gelöst, hergestellt sind. Kampfer wirkt antiseptisch.
Haltbarkeit	Kampferöl: ca. 1 Jahr, Kampfer, pulverisiert: ca. 3 Jahre
Verwendung	Gesichts-, Rasier-, Haarwässer, Cremes

Krauseminzwasser (Aqua Mentae crispae)

Gewinnung	Das Wasser fällt bei der Gewinnung des etherischen Öls aus den Blättern der krausblättrigen Minzearten an. Das Wasser ist häufig mit PHB-Estern konserviert.
Eigenschaften	Erfrischender Duft
Haltbarkeit	Ca. 6 Monate, das unkonservierte Krauseminzwasser muß sofort aufgebraucht werden.
Verwendung	Hautcremes, Gesichts-, Rasierwässer für fette, unreine Haut

Lanolin

Gewinnung	Nach dem Deutschen Arzneibuch (DAB) besteht Lanolin aus einer Mischung von 65% Wollwachs, 15% Paraffinöl und 20% Wasser. Da Paraffinöle von der Haut nicht aufgenom-

men werden, sollte Lanolin, das mit der Bezeichnung "DAB" angeboten wird, nicht zur Herstellung von Naturkosmetika verwendet werden. Kennzeichnen die Rohstoff-Lieferanten ihre Produkte allerdings nach der amerikanischen CTFA-Liste, so steht die Bezeichnung "Lanolin" für reines Wollwachs; also ohne Beigaben von Paraffinöl und Wasser. Fragen Sie vor dem Kauf, welches Produkt sich hinter der Bezeichnung "Lanolin" verbirgt. Der Wollwachsanteil kann dazu beitragen, daß das Lanolin zum Teil mit Pestizidrückständen belastet ist. Diese stammen aus den Pestizidbädern, in denen die Schafe gebadet werden, um Ungeziefer im Fell zu bekämpfen. Untersuchungen haben gezeigt, daß auch Apothekenware belastet sein kann.

Eigenschaften Wird als Konsistenzgeber in Cremes benutzt. Es macht sie geschmeidig, wasserabweisend und gut haftend. Kann vereinzelt Allergien auslösen.

Haltbarkeit Ca. 3 Jahre

Verwendung Cremes, Salben

Lanolin anhydrid
(Wollwachs oder Adeps Lanae)

Gewinnung Ist das bei der Aufbereitung der Schafwolle gewonnene und gereinigte Wollwachs. Zur Verlängerung der Haltbarkeit dürfen Stabilisatoren zugesetzt sein. Wegen möglicher Pestizidrückstände (siehe Lanolin) sollten Sie sich vor dem Kauf die Höhe des Pestizidgehaltes schriftlich mitteilen lassen. Rückstandsfreie Ware ist kaum im Handel erhältlich, da weltweit nur sehr wenige Schafzüchter auf den Pestizideinsatz verzichten.

Eigenschaften	Wollwachs kann bis zu 300% Wasser aufnehmen und dabei eine stabile Wasser-Öl-Emulsion bilden. Es wird gut von der obersten Hautschicht aufgenommen und ist sehr gut verträglich.
Haltbarkeit	Ca. 3 Jahre
Verwendung	Cremes, Salben

	Lavendelöl (Oleum Lavendulae)
Gewinnung	Das schwach-gelbe etherische Öl wird durch Wasserdampfdestillation aus den im Mittelmeerraum heimischen Lavendelblüten gewonnen.
Eigenschaften	Wirkt erfrischend und desinfizierend. Es kann Unverträglichkeitsreaktionen auslösen (Verträglichkeitstest durchführen! siehe Arnika).
Haltbarkeit	Ca. 1 Jahr
Verwendung	Kräuterbäder, Gesichtsdampfbäder. Das Öl wird zur Parfümierung Cremes und Gesichtswässern zugesetzt, die für unreine Haut geeignet sind.

	Leinöl, kaltgepreßt (Oleum Lini)
Gewinnung	Siehe Avocadoöl
Eigenschaften	Das kaltgepreßte Öl ist goldgelb und riecht angenehm mild. Heißgepreßtes Leinöl, das für Kosmetika nicht eingesetzt wird, ist dagegen bernstein- bis bräunlichgelb und riecht süßlich bitter. Das Leinöl gehört zu den trokkenen Ölen. Leider wird es sehr leicht ranzig.
Haltbarkeit	In angebrochenen Gefäßen ist es nur kurzfristig lagerfähig. Die Behälter nicht wieder füllen, da bereits minimale Restmengen an der Gefäßwandung ausreichen, um das Ranzigwerden des nachgefüllten Öls zu beschleunigen.

Verwendung	Hautcremes, Körperpflegeartikel für fette, unreine Haut.

Malvenblüten (Flores Malvae silvestris)

Gewinnung	Die blaß- oder dunkelvioletten Blüten stammen von den in Europa beheimateten Malven. Die Handelsware wurde zumeist aus Ungarn, Jugoslawien, Albanien oder der Tschechoslowakei importiert.
Eigenschaften	Wirken reizlindernd bei zu Entzündungen neigender und empfindlicher Haut, außerdem leicht adstringierend.
Haltbarkeit	Getrocknete Blüten: ca. 1 Jahr, d.h., bis zur nächsten Ernte
Verwendung	Der wässrige Auszug wird für Bäder und Gesichtswässer verwendet.

Mandelkleie (Farina amygdalarum)

Gewinnung	Als Mandelkleie wird der Preßrückstand bei der Gewinnung des Mandelöls bezeichnet. Die bessere Bezeichnung wäre eigentlich "Mandelmehl", da die Mandelkleie sowohl die Randschicht als auch den Kern enthält.
Eigenschaften	Wirkt mild frottierend (besonders gut bei Hautunreinheiten). Die Massagewirkung kann durch Zusätze von Seesand oder Marmormehl erhöht werden.
Haltbarkeit	Ca. 1 Jahr
Verwendung	Gesichtsmasken, -reinigungsmittel

Mandelöl, süß, kaltgepreßt (Oleum amygda- (Oleum amygdalarum)

Gewinnung	siehe Avocadoöl
Eigenschaften	Es ist ein mildes, besonders hautfreundliches Grundöl für Hautpflegemittel (gut für empfindliche und trockene Haut) und Babykosmetik.

Haltbarkeit	Ca. 1 Jahr
Verwendung	Cremes, Körperlotionen und -öle, Babypflegemittel

Melissenöl und -Tinktur (Oleum bzw. Tinctura Melissae)

Gewinnung	Da die Ausbeute an etherischem Öl aus den Melissenblättern sehr gering ist, besteht preiswertes "Melissenöl" zum Teil aus über Melissenkraut destilliertem Zitronenöl. "Indisches Melissenöl" (=Citronellöl DAB 6) ist ein relativ billiges etherisches Öl aus Citronell- und Lemongras. Die Qualität und somit auch der Preis des Melissenöls hängt davon ab, ob beispielsweise Melissenblätter ersten oder zweiten Schnitts zur Gewinnung des etherischen Öls benutzt werden. Der Anteil des etherischen Öls in den Blättern ist abhängig von den klimatischen Verhältnissen, unter denen die Pflanzen wachsen. Spanische Melissenblätter enthalten beispielsweise besonders viel etherisches Öl.
Eigenschaften	Das etherische Öl wirkt beruhigend und antibakteriell
Haltbarkeit	Melissenöl: ca. 1 Jahr, Melissen-Tinktur: ca. 3 Jahre.
Verwendung	Badezusätze, Hautpflegemittel für empfindliche und unreine Haut. Melissentinktur wird für Rasier- und Gesichtswässer benutzt.

Menthol (Mentholum verum)

Gewinnung	Ist eine organische Verbindung, die im Pfefferminzöl in großen Mengen enthalten ist. Es wird heute synthetisch gewonnen.
Eigenschaften	Die farblosen, nadelförmigen Mentholkristalle besitzen den charakteristischen Pfefferminzgeruch. Menthol wirkt durch die Reizung der kälteempfindlichen Nervenendigun-

	gen auf der Haut kühlend. Außerdem wirkt es betäubend, juckreizstillend, desinfizierend und durchblutungsfördernd. Bei 40 °C schmelzen die Kristalle. Sie sind in fetten und etherischen Ölen, aber nicht in Wasser löslich.
Haltbarkeit	Ca. 1 Jahr
Verwendung	Haar-, Mund-, Rasier- und Gesichtswässer, Eau de Cologne. Nur in sehr kleinen Mengen verarbeiten, da es sehr intensiv wirkt. Um Reizungen zu vermeiden, nicht im Augenbereich auftragen.

Myrrhentinktur (Tinctura Myrrhae)

Gewinnung	Ist der alkoholische Auszug der Myrrhe, dem gelblich bis braunrötlichen Gummiharz des Myrrhebaumes.
Eigenschaften	Antiseptisch, adstringierend, entzündungshemmend
Haltbarkeit	Ca. 3 Jahre
Verwendung	Mundpflegemittel

Nelkenöl (Oleum Caryophylli)

Gewinnung	Das etherische Öl wird aus den Blütenknospen des in fast allen tropischen Ländern kultivierten Gewürznelkenbaumes gewonnen.
Haltbarkeit	Ca. 1 Jahr
Eigenschaften	Antiseptisch, betäubend und antibakteriell. Der Inhaltsstoff Eugenol kann Allergien auslösen. (Verträglichkeitstest durchführen! S. Arnika)
Verwendung	Mundpflegemittel, Zahnpasten, Seifen

Neroliöl (Oleum Neroli)

(siehe Orangenblütenöl)

	Olivenöl, kaltgepreßt (Oleum Olivae)
Gewinnung	siehe Avocadoöl
Eigenschaften	Wirkt auch als leichter UV-Filter
Haltbarkeit	Ca. 1 Jahr
Verwendung	Cremes, Sonnenschutzmittel, Seifen, zur Herstellung von Arnika- und Kamillen Ölauszügen

	Orangenblütenöl, -wasser (Oleum Aurantii Floris bzw. Oleum Neroli, Aqua Aurantii Floris)
Gewinnung	Aus den frischen Blüten des Pomeranzen- oder Bitterorangenbaumes wird das etherische Öl gewonnen. Da die Ölausbeute sehr gering ist (aus einem Kilogramm Blüten lassen sich lediglich ein bis maximal fünf Gramm Öl gewinnen), gehört es zu den kostbarsten und teuersten etherischen Ölen. Meistens wird im Handel das sehr viel preiswertere synthetisch hergestellte Öl angeboten.
Eigenschaften	Das etherische Öl wird wegen des angenehm erfrischenden Duftes benutzt. Der Inhaltsstoff Geraniol kann Allergien verursachen (siehe Geraniumöl). Das bei der Ölgewinnung anfallende Orangenblütenwasser gilt als sehr hautfreundlich. Es ist aber häufig nur mit PHB-Estern oder Natriumbenzoat konserviert erhältlich.
Haltbarkeit	Echtes u. synthetisches Orangenblütenöl: ca. 1 Jahr, Orangenblütenwasser: ca. 6 Monate, unkonservierte Ware sofort verbrauchen.
Verwendung	Zur Parfümierung von Kosmetikartikeln. Das Wasser wird hauptsächlich zur Herstellung von Cremes, Körperlotionen und Gesichtswässern verwendet.

	Orangenöl (Oleum Aurantii (fructus) dulcis)
Gewinnung	Unter Orangenöl bietet der Handel sehr unterschiedliche Qualitäten an. Es kann sich einerseits um etherisches Öl handeln, das aus Apfelsinenschalen gewonnen wird, andererseits aber auch um den Ölauszug aus den Apfelsinenschalen, die bei der Fruchtsaftherstellung anfallen. Außerdem ist der Preis abhängig von der Gegend, aus der die Apfelsinen stammen. So ist kalifornische Ware wesentlich preiswerter als das Öl aus Sizilien, das von ganz kleinen Früchten hergestellt wird. 50 ml einfaches Apfelsinenschalenöl(auszug) kostet ca. DM 3,30, die gleiche Menge des kostbaren Orangenblütenöls dagegegen DM 214,--.
Eigenschaften	Angenehmer Duft
Haltbarkeit	Ca. 1 Jahr
Verwendung	Zur Parfümierung von Kosmetikartikeln, als Ersatz für das teure Orangenblütenöl

	Petitgrainöl (Oleum Petitgrain)
Gewinnung	Aus den Blättern, Trieben und unreifen Früchten der Pomeranze.
Eigenschaften	Es ist dem Geruch des kostbareren Orangenblütenöls ähnlich. Hautreizungen sind möglich.
Haltbarkeit	Ca. 1 Jahr
Verwendung	Zur Parfümierung von Badezusätzen. Nicht als Duftkomponente von Cremes und Gesichtswässern geeignet.

	Pfefferminze (Folia Mentha piperitae)
Gewinnung	Die Pfefferminzblätter werden ausschließlich von Kulturpflanzen geerntet. Wichtigste Exportländer sind derzeit Bulgarien, Griechenland und Spanien. Stengelanteile kön-

nen zur Qualitätsminderung führen (beim Kauf beachten).

Eigenschaften Der Wirkstoff im Pfefferminzblatt ist das etherische Öl. Es wirkt antiseptisch, durchblutungsfördernd und erzeugt einen Kühleffekt auf der Haut. Häufig ist im Handel nur Ware erhältlich, die mit PHB-Estern oder Natriumbenzoat konserviert wurde.

Haltbarkeit Pfefferminzöl: ca. 1 Jahr, Pfefferminzwasser: ca. 6 Monate, nicht konservierte Ware sofort verbrauchen, getrocknete Blätter: ca. 1 Jahr, d.h., bis zur nächsten Ernte

Verwendung Aufgüsse aus Pfefferminzblättern können für Bäder und Gesichtsdampfbäder eingesetzt werden, insbesondere bei unreiner und fetter Haut. Das aus den frisch blühenden Zweigspitzen gewonnene Pfefferminzöl(Oleum Menthae piperitae) wird Mund-, Gesichtswässern und Zahnpflegemitteln wegen der erfrischenden und antiseptischen Wirkung zugesetzt. Das bei der Ölherstellung anfallende Pfefferminzwasser (Aqua Menthae piperitae) wird für Gesichts-, Rasierwässer, Cremes und Körperlotionen verwendet.

Pfirsichkernöl, kaltgepreßt (Oleum Persicarum)

Gewinnung siehe Avocadoöl

Eigenschaften Das fette Öl gleicht in seinen Eigenschaften dem Mandelöl. Wie dieses ist es äußerst mild und hautverträglich.

Haltbarkeit Ca. 1 Jahr

Verwendung Cremes, Körperlotionen, Badeöle

Pottasche (Kalium carbonicum)

Gewinnung Überwiegend synthetisch hergestellt, indem Kohlendioxid in Kalilauge eingeleitet wird.

Eigenschaften	Das weiße, körnige Pulver wirkt hautentfettend, es ist in Wasser, aber nicht in Alkohol löslich. Wird sie mit Silberseife verkocht, bewirkt Pottasche die Neutralisierung.
Haltbarkeit	Ca. 3 Jahre. In gut verschließbarem Gefäß aufbewahren, da sie sehr leicht Feuchtigkeit aufnimmt und dann verklumpt.
Verwendung	Zur Herstellung von Haarshampoos.

Ringelblumenblüten (Calendulablüten)

Gewinnung	Die gelb bis orangefarbenen Blüten werden von Juni bis September geerntet. Ringelblumen-Kulturen gibt es in den Mittelmeerländern und in kleinem Umfang auch in der Bundesrepublik Deutschland.
Eigenschaften	Wirken wundheilend, beruhigend, entzündungshemmend und antiseptisch (letzteres trifft vor allem auf die Tinktur zu)
Haltbarkeit	Calendulaöl(auszug): ca. 1 Jahr, Calendula-Tinktur: ca. 3 Jahre, getrocknete Blüten: ca. 1 Jahr, d.h., bis zur nächsten Ernte
Verwendung	Cremes, Hautöle, Babypflegemittel, insbesondere bei trockener und rissiger Haut.

Rizinusöl, kaltgepreßt (Oleum Ricini)

Gewinnung	Das Öl wird aus den Samen der im tropischen Afrika heimischen Rizinusstaude gewonnen. Das im Samen enthaltene giftige und allergieauslösende Enzym Ricin geht bei der Kaltpressung nicht ins Öl über. Heißgepreßtes und extrahiertes Rizinusöl ist dagegen nicht für Kosmetika geeignet. Das von den Apotheken u.a. Händlern angebotene raffinierte Rizinusöl (Ricini oleum raffinatum DAB) ist kaltgepreßtes Rizinusöl, das mit Wasser ausgekocht, entsäuert und mit Absorptionsmitteln aufgehellt wurde.

Eigenschaften	Ausgeprägter Eigengeruch, kann deshalb nur in geringen Mengen oder unter Verwendung von starken Duftölen eingesetzt werden. Es ist in Alkohol löslich.
Haltbarkeit	Ca. 1 Jahr (im Kühlschrank lagern!)
Verwendung	Für Haarwässer, Wimpern-, Augenbrauenpflegemittel, Lippenstifte, Shampoos, Nagelöle

Rosenholzöl

Gewinnung	Das etherische Öl wird aus dem Holz des Baumes Aniba Rosaedora durch Wasserdampfdestillation gewonnen.
Eigenschaften	Das Öl verströmt einen maiglöckchenartigen Geruch.
Haltbarkeit	ca. 1 Jahr
Verwendung	Als Ersatz für echtes Rosenöl zur Parfümierung von Kosmetikartikeln.

Rosenöl, -wasser (Oleum Rosae, Aqua Rosae)

Gewinnung	Das etherische Öl wird aus frischen Rosenblütenblättern gewonnen, vor allem in Bulgarien und Frankreich. Da zur Erzeugung von einem Kilogramm Rosenöl 5000 bis 6000 Kilogramm Blütenblätter erforderlich sind, ist der Preis für das Öl sehr hoch. Als Ersatz wird in der Regel synthetisches Rosenöl angeboten. Das bei der Gewinnung des etherischen Öls anfallende Rosenwasser ist im Handel häufig nur mit PHB-Estern oder Natriumbenzoat konserviert erhältlich.
Eigenschaften	Angenehmer Rosenduft. Das im etherischen Öl enthaltene Geraniol kann Allergien auslösen (Verträglichkeitstest durchführen, siehe Arnika). Das Rosenwasser wirkt belebend.

Haltbarkeit	Echtes u. synthet.Rosenöl: ca. 1 Jahr, Rosenwasser: ca. 6 Monate, nicht konservierte Ware sofort verbrauchen.
Verwendung	Zur Parfümierung von Kosmetikartikeln. Das Rosenwasser wird zur Herstellung von Cremes, Körperlotionen und Gesichtswässern benutzt.

Rosmarinöl (Oleum Rosmarini)

Gewinnung	Das etherische Öl wird durch Wasserdampfdestillation aus den blütentragenden Spitzen bzw. den Blättern des Rosmarins gewonnen.
Eigenschaften	Wirkt antiseptisch, desinfizierend, durchblutungsfördernd, schmerzlindernd
Haltbarkeit	Rosmarinöl: ca. 1 Jahr, Rosmarin-Tinktur: ca. 3 Jahre
Verwendung	In Gesichts-, Rasierwässern, Badezusätzen, Shampoos, Seifen, Cremes für fette, unreine Haut. Vor allem die Rosmarin-Tinktur wird für Gesichts-, Rasierwässer und Körperlotionen verwendet.

Salbeiblätter (Folia Salviae)

Gewinnung	Das etherische Öl wird durch Destillation aus dem Salbeikraut gewonnen. Im Handel erhältliche Salbeiblätter stammen überwiegend aus Albanien und Jugoslawien.
Eigenschaften	Salbeiextrakte wirken adstringierend, entzündungs- und schweißhemmend
Haltbarkeit	Salbeiöl: ca. 1 Jahr, getrocknete Blätter: ca. 1 Jahr, d.h., bis zur nächsten Ernte
Verwendung	Salbeiaufguß für Haarwäschen und Bäder. Salbeiöl für Mundpflegemittel, Deodorants, Seifen, Shampoos und Gesichtswässer zur Pflege großporiger, unreiner Haut.

Sandelholzöle (Oleum Santali)

Gewinnung	Aus dem Holz und den Wurzeln des indischen Sandelholzbaumes Santalum album oder dem australischen Santalum spicatum gewonnenes etherisches Öl.
Eigenschaften	Balsamischer, rosenähnlicher Duft, leicht desinfizierend.
Haltbarkeit	Ca. 1 Jahr
Verwendung	Verarbeitung zu Seifen, Parfüms, Badezusätzen.

Schafgarbe (Achillea millefolium)

Gewinnung	Geerntet werden die blühenden Sprosse.
Eigenschaften	Schafgarbenextrakte sind in ihrer Wirkung der Kamille sehr ähnlich. Sie wirken antibakteriell, entkrampfend und entzündungshemmend. Die Wirkstoffe des etherischen Öls vermindern die Fettabsonderung und Porenerweiterung der Haut.
Haltbarkeit	Ca. 1 Jahr, d.h., bis zur nächsten Ernte.
Verwendung	Cremes für fette, unreine oder zu Entzündungen neigender Haut. Schafgarbenaufguß zum Waschen fetter und zu Schuppenbildung neigender Haare.

Schlämmkreide (Calcium Carbonicum)

Gewinnung	Durch Mahlen und Schlämmen aufbereitete Kreide
Eigenschaften	Geringe Schleifwirkung
Haltbarkeit	Mindestens 3 Jahre
Verwendung	Zahnpasten, -pulver, Puder

Sesamöl, kaltgepreßt (Oleum Sesami)

Gewinnung	Siehe Avocadoöl
Eigenschaften	Das fette Öl enthält natürliche Lichtschutzfaktoren und wirkt rückfettend.
Haltbarkeit	Ca. 1 Jahr. Die leeren Behälter nicht wieder füllen, da bereits Restmengen des alten Öls an

	der Gefäßwandung ausreichen, um das Ranzigwerden des Öls zu beschleunigen.
Verwendung	Cremes, Körperlotionen, insbesondere für trockene Haut

	Silberseife (Sapo kalinus albus)
Gewinnung	Durch Verkochen von Pflanzenölen mit Kalilauge.
Eigenschaften	Die weiße, gereinigte Schmier- oder Silberseife wirkt reinigend und hauterweichend.
Haltbarkeit	Höchstens 1 Jahr. Unbedingt in verschlossenen Gefäßen lagern, da sie Wasser anzieht.
Verwendung	Seifenbäder, Haarshampoos, Rasierseifen

	Sojaöl, kaltgepreßt (Oleum Sojae)
Gewinnung	Siehe Avocadoöl
Eigenschaften	Fettes, gut hautverträgliches Öl
Haltbarkeit	Ca. 1 Jahr
Verwendung	Vor allem als Wirkstoffträger für fettlösliche Inhaltsstoffe aus getrockneten Kräutern zur Herstellung von Calendulaöl. Außerdem für Cremes, Körperlotionen

	Sonnenblumenöl, kaltgepreßt (Oleum Helianthi semine)
Gewinnung	Siehe Avocadoöl
Eigensschaften	Das trockene Öl ist reich an ungesättigten Fettsäuren und Vitamin E.
Haltbarkeit	Ca. 1 Jahr
Verwendung	Cremes und Körperlotionen sowie Badezusätze für fette, unreine Haut.

	Spitzwegerich-Tinktur (Tinctura Plantaginis lanceolatae)
Gewinnung	Verwendet werden das Kraut oder nur die Blätter. Herstellung der Tinktur siehe Seite 63.
Eigenschaften	Wundheildend, blutstillend, antibakteriell und entzündungshemmend.

Haltbarkeit	Getrocknete Blätter: ca. 1 Jahr, d.h. bis zur nächsten Ernte
Verwendung	Gesichtswässer für fette, unreine Haut
	Tegomuls 90 S®
Gewinnung	Es wird aus der Stearinsäure gewonnen, einer gesättigten Fettsäure, die in allen Fetten vorkommt.
Eigenschaften	Das grobe weiße Pulver wirkt emulgierend, es schmilzt bei 50 bis 55 °C und kann dafür zu den anderen Zutaten der Fettphase gegeben werden.
Haltbarkeit	Höchstens 1 Jahr
Verwendung	Zur Herstellung von Öl-in-Wasser-Emulsionen, also Körperlotionen und Reinigungsmilchen.
	Thymian (Herba Thymi)
Gewinnung	Die Blätter und Blüten werden von den Stengeln gestreift und getrocknet.
Eigenschaften	Thymianöl wirkt antibakteriell, nur in geringer Menge verwenden, da es Hautreizungen verursachen kann (Verträglichkeitstest durchführen).
Haltbarkeit	Etherisches Öl: ca. 1 Jahr, Ölauszug: ca. 1 Jahr, getrocknetes Kraut: ca. 1 Jahr, d.h. bis zur nächsten Ernte
Verwendung	Thymian-Ölauszug wird für Cremes und Badezusätze für fette, unreine Haut benutzt; das etherische Öl für Mundpflegemittel, Deodorants, Haarwässer (Antischuppenpräparate), Cremes.
	Traubenkernöl, raffiniert
Gewinnung	Siehe Aprikosenkernöl
Eigenschaften	Ein dünnflüssiges, sehr hautverträgliches Öl
Haltbarkeit	Ca. 1 Jahr; gebrauchte Gefäße nicht wieder auffüllen, da bereits minimale Restmengen

	ausreichen, um das Ranzigwerden des neuen Öls zu beschleunigen.
Verwendung	Cremes, Körperlotionen

Tween 80®

Gewinnung	Eine klare, ölige Flüssigkeit, die aus Zucker gewonnen wird. Tween 80® kann durch den Herstellungsprozeß bedingt mit Dioxan belastet sein. Dioxan hat sich im Tierversuch als krebserregend herausgestellt. Im Juni 1988 hat die Zeitschrift "Öko-Test" 6 Proben unterschiedlicher Händler auf Dioxan untersuchen lassen: 2 Proben waren dioxanfrei, in den anderen Proben wurden Dioxangehalte von 15 bis 321 mg/kg gefunden. Lassen Sie sich auf jeden Fall vor dem Kauf schriftlich zusichern, daß die Ware dioxanfrei ist (siehe Musterbrief Seite 99).
Haltbarkeit	Ca. 1 Jahr
Eigenschaften	Tween 80® wirkt emulgierend
Verwendung	Cremes, Lotionen, Badeöle

Vaseline (Vaselinum album)

Gewinnung	Wird durch Erdöldestillation oder künstlich hergestellt.
Eigenschaften	Ist von salbenartiger Konsistenz. Löst sich nicht in Wasser, aber in warmen Ölen (Schmelzpunkt ca. 60° C). Sie wird nicht von der Haut aufgenommen.
Haltbarkeit	Mindestens 3 Jahre
Verwendung	Nur für spezielle Cremes, die die Haut abdichten bzw. Wasser abhalten sollen oder für Reinigungsmilchen zum Abschminken.

Veilchenwurzel (Rhizoma Irdis)

Gewinnung	Aus getrockneten Wurzelstöcken verschiedener Irisarten
Eigenschaften	Angenehmer, veilchenähnlicher Duft

Haltbarkeit	Höchstens 1 Jahr; unbedingt trocken aufbewahren
Verwendung	Körperpuder, Zahnpulver

Wacholderholzöl (Oleum Juniperi e Ligno)

Gewinnung	Das etherische Öl wird aus dem Holz und den Zweigen des Wacholders gewonnen.
Eigenschaften	Erfrischender Zypressenduft und leicht durchblutungsfördernde Wirkung. Im Gegensatz zum Wacholderbeeröl ist es nicht hautreizend.
Haltbarkeit	Ca. 1 Jahr
Verwendung	Zur Parfümierung von Badezusätzen, Rasierwässern.

Weizenkeimöl, kaltgepreßt (Oleum Tritici)

Gewinnung	Siehe Avocadoöl
Eigenschaften	es ist gut hautverträglich und wird aufgrund des hohen Vitamin-E-Gehaltes nicht so schnell ranzig. Es weist einen etwas "strengen" Geruch auf, der durch ein Duftöl überdeckt werden kann.
Haltbarkeit	Ca. 1 Jahr
Verwendung	Cremes, Körperlotionen und Badeöle zur Behandlung trockener und spröder Haut.

Weizenkleie (Furfur Tritici)

Gewinnung	Beim Vermahlen von Getreide und nach dem Absieben des Mehls verbleibt ein Rückstand, die Kleie. Sie besteht aus den Randschichten und dem Keimling des Getreidekorns.
Eigenschaften	Reinigt und erfrischt die Haut.
Haltbarkeit	Höchstens 1 Jahr
Verwendung	Badezusätze, Gesichtspackungen und Waschungen, insbesondere bei fetter, unreiner Haut

Wermutkraut (Artemisia abrotanum L.)

Gewinnung	Im Sommer (Juli bis September) werden die Zweigspitzen der blühenden Pflanzen, deren Stengel nicht dicker als 4mm ist, geerntet und getrocknet. Handelsware wurde zumeist aus der UdSSR, Bulgarien, Jugoslawien, Ungarn und Polen importiert.
Eigenschaften	Das etherische Öl wirkt durchblutungsfördernd, desinfizierend und entzündungshemmend
Haltbarkeit	Getrocknetes Kraut: ca. 1 Jahr, d.h., bis zur nächsten Ernte.
Verwendung	Als Aufguß oder Ölauszug für Badezusätze, insbesondere bei fetter, unreiner Haut.

Wollwachsalkohole (Alcoholes Lanae)

Gewinnung	Sind ein aus dem Wollwachs isoliertes Gemisch von Stearinen und aliphatischen Alkoholen.
Eigenschaften	Wirken emulgierend
Haltbarkeit	Ca. 3 Jahre
Verwendung	In Cremes, Körperlotionen

Ylang-Ylang-Öl (Oleum Canangae)

Gewinnung	Etherisches Öl aus den Blüten des Maccarstrauches, der im indisch-malayischen Gebiet beheimatet ist.
Eigenschaften	Feiner, exotisch-blumiger Geruch. Aufgrund des Gehaltes an Isoeugenol kann es Allergien auslösen (siehe Geraniumöl). Das synthetisch hergestellte Öl ist hingegen nicht allergieauslösend.
Haltbarkeit	Ca. 1 Jahr
Verwendung	Zur Parfümierung von Seifen, Cremes, Lotionen, Badezusätzen.

Zimtöle (Oleum Cinnamomi)

Gewinnung	Die etherischen Öle werden aus der Rinde des Kassiabaumes, der in Südchina, Thailand und Indonesien beheimatet ist, gewonnen.
Eigenschaften	Ceylonzimtöl enthält Eugenol, den nach Nelken duftenden Riechstoff. Eugenol ist aber auch für die allergieauslösende Wirkung verantwortlich (siehe auch Geraniumöl). Im chinesischen Zimtöl ist Eugenol nicht enthalten.
Haltbarkeit	Ca. 1 Jahr
Verwendung	Zur Parfümierung von Seifen, Mundpflegemitteln.

Zinnkraut/Ackerschachtelhalm (Herba Equiseti)

Gewinnung	Geerntet werden nur die grünen Sproßteile des Ackerschachtelhalms.
Eigenschaften	Wirkt festigend auf das Bindegewebe, leicht entzündungshemmend und durchblutungsfördernd..
Haltbarkeit	Getrocknetes Kraut: ca. 1 Jahr, d.h., bis zur nächsten Ernte.
Verwendung	Aufgüsse für Bäder, Mundspülungen. Tinktur für Gesichtswässer bei unreiner Haut.

Zitronenöl (Oleum Citri)

Gewinnung	Das etherische Öl wird aus den frischen Zitronenschalen gewonnen.
Eigenschaften	Erfrischender zitronenartiger Geruch
Haltbarkeit	Ca. 1 Jahr
Verwendung	Parfümierung von Badezusätzen, Körperpflegemitteln

Forderungen der Verbraucherzentralen an Industrie und Gesetzgeber

Gesetzliche Verpflichtung der Anbieter zur Volldeklaration aller Inhaltsstoffe und der Rohstoffe nach der Verkehrsbezeichnung ähnlich der CTFA-Liste.

Genaue Angabe der Qualitätsstandards bei Kosmetikrohstoffen. Dazu gehören Angaben zur chemischen Konservierung, zum Pestizid- und ggf. Dioxangehalt sowie zum Verarbeitungsgrad der Pflanzenöle.

Angabe von Mindesthaltbarkeits- und Herstellungsdatum bei ”Naturkosmetik”-Produkten und Kosmetikrohstoffen.

Umweltverträgliche Verpackungsmaterialien, d.h., Verzicht auf PVC-Verpackungen und weitgehende Verwendung von Mehrwegpackungen.

Verzicht der Anbieter auf irreführende Werbeaussagen und Phantasienamen für Rohstoffe.

Verstärkung der staatlichen Kontrollen zur Überprüfung irreführender Werbeaussagen und Phantasienamen bei Kosmetikprodukten und -rohstoffen.

Europaweite Harmonisierung des Kosmetik-Rechts.

An die Naturkosmetik-Hersteller

Sehr geehrte Damen und Herren,

ich interessiere mich für das Produkt "x" aus Ihrem Hause. Da Sie die Zusammensetzung des Produktes auf der Verpackung nicht angeben, möchte ich Sie bitten, mir eine vollständige Liste der enthaltenen Inhaltsstoffe mit Konzentrationsangaben zuzusenden.

Für Ihre Bemühungen bedanke ich mich im voraus.

Mit freundlichen Grüßen

An die Anbieter von Kosmetikrohstoffen

Sehr geehrte Damen und Herren,

da ich beabsichtige, mir meine Kosmetika zukünftig selbst herzustellen, möchte ich Sie bitten, mir die folgenden Informationen zu Ihrem Rohstoffsortiment zu geben:

Sind Ihre wäßrigen Rohstoffe, wie Pflanzenextrakte und aromatische Wässer, chemisch konserviert? Wenn ja, um welche Konservierungsmittel handelt es sich?

Wie hoch ist der Dioxangehalt Ihres Emulgators "Tween 80"?

Wie hoch ist der Pestizidgehalt Ihrer wollwachshaltigen Rohstoffe?

Entsprechen Ihre Rohstoffe dem Deutschen Arzneibuch? Falls nur einige, bitte geben Sie an, um welche Rohstoffe es sich handelt!

Für Ihre Bemühungen bedanke ich mich im voraus.

Mit freundlichen Grüßen

Begriffsserklärungen

Adstringierend	Zusammenziehend wirkend
Antiseptisch	Keimtötend
Bakteriostatisch	Wachstum und Vermehrung von Bakterien hemmend
Bakterizid	Keimtötend
CTFA-Liste	Diese Liste wird von der amerikanischen Kosmetikindustrie (Cosmetic Toiletry Fragrance Association) herausgegeben. Sie gibt Auskunft über den Anwendungsbereich und die toxikologische Beschaffenheit aller in den USA zugelassener Kosmetikinhaltsstoffe. Zur Deklaration der Kosmetikinhaltsstoffe sind nur die Verkehrsbezeichnungen (Namen der chemischen Substanz) und nicht eventuell vorhandene Warenzeichen und Handelsbezeichnungen der Hersteller zugelassen. Der Vorteil dieser Kennzeichnungsart liegt darin, daß die Namen der chemischen Substanzen unverändert bleiben, während sich hinter den Handelsbezeichnungen unterschiedliche chemische Substanzen verbergen können. Derzeit beginnen immer mehr deutsche Kosmetikhersteller, ihre Produkte entsprechend den Bezeichnungen der CTFA-Liste zu deklarieren.
DAB	Abkürzung für "Deutsches Arzneibuch". Es enthält Rezepturen für die Herstellung von Arzneimitteln und die Zusammensetzung von Kosmetikrohstoffen, wie Kräutertinkturen. Rohstoffe, die mit der Bezeichnung "DAB" angeboten

	werden, müssen die im Deutschen Arzneibuch festgeschriebene Zusammensetzung aufweisen.
Desinfizierend	Krankheitserreger abtötend
Dioxan	Organisches Lösungsmittel. Es kann sich bei der Herstellung von bestimmten Tensiden als Nebenprodukt bilden und steht im Verdacht, Krebs auszulösen.
Emulgator	Verbindet Substanzen miteinander, die ursprünglich nicht mischbar sind, wie Wasser und Fett
Fungizid	Pilztötend
Konsistenzregler/-geber	Substanzen, die die Beschaffenheit eines Produktes beeinflussen
Lösungsvermittler	Substanzen, die in einem Lösungsmittel andere sonst nicht lösbare Stoffe lösbar oder emulgierbar machen.
Naturidentisch	Die so bezeichneten Substanzen sind den natürlichen Ausgangsstoffen chemisch gleich, werden aber künstlich im Labor hergestellt.
Nitrosamine	Krebserregende Verbindungen aus Nitrit und Eiweißverbindungen
Pestizide	Chemische Gifte gegen Schädlinge, Pflanzenkrankheiten oder Unkraut.
Tensid	Waschaktive Substanz

Literaturliste

Arndt, Fritz: "Babycremes: Mit Penatencreme angeschmiert", in "Öko-Test" 4/86

Bielefeld, J.G.: "Kosmetik Selbermachen, ohne Konservierung kann gefählich sein", in "neuform Kurier" 11/88

Burger/Wachter: "Hunnius Pharmazeutisches Wörterbuch", Walter de Gruyter Verlag, Berlin – New York 1986

Faber, Stephanie: "Hobbykurs Kosmetik", Wilhelm Heyne Verlag, München 1985

Faber, Stephanie: "Das neue Rezeptbuch der Naturkosmetik", Goldmann Verlag, München 1987

Fiedler, Herbert P.: "Lexikon der Hilfsstoffe", Band I und II, Editio Cantor Verlag, Aulendorf 1989

Fiedler/Ippen/Kemper/u.a.: "Blaue Liste", Editio Cantor Verlag, Aulendorf 1989

Fey/Otte: "Wörterbuch der Kosmetik", Wissenschaftliche Verlagsgesellschaft mbH, Stuttgart 1985

GIT Supplement 2/89, Kamp/Blankart/Eisenbrand: "Vorkommen und Entstehung von Nitrosaminen in Körperpflegemitteln"

Greiter, Franz: "Moderne Kosmetik", Dr. Alfred Hüthig Verlag, Heidelberg 1985

Hingst, Wolfgang: "Zeitbombe Kosmetik", Goldmann Verlag, München 1988

Hlava/Pospisil/Stary: "Pflanzen für die natürliche Schönheit", Verlag Werner Dausien, Hanau 1983

Jahresberichte der staatlichen Lebensmittel- und Untersuchungsanstalten Hamburg 1984/86, Stuttgart 1983/85

Klopfleisch/Koch/Maywald: "Mit Haut und Haaren", Verlag Kiepenheuer & Witsch, Köln 1987

Kosmetik-Verordnung

Mühleib, F.: "Gefahr aus selbstgemachter Kosmetik", in: "Kosmetik" 12/88

Müller, Bernd O.: "Kosmetik aus der Apotheke", Govi-Verlag, Frankfurt am Main 1989

Öko-Test: "Ratgeber Kosmetik", Rowohlt Verlag, Reinbek 1988

Pietrulla, Helen: "Leitfaden der Materialkunde und Chemie für die Fachkosmetikerin", Blaue Reihe der Heidelberger Kosmetik-Skripten, Heidelberg 1961

Pütz/Niklas: "Das Lexikon der sanften Kosmetik", vgs Verlagsgesellschaft, Köln 1988

Pütz/Niklas: "Cremes und sanfte Seifen", vgs Verlagsgesellschaft, Köln 1986

Schönfelder, Peter und Ingrid, "Der Kosmos-Heilpflanzenführer", Franckh'sche Verlagshandlung, Stuttgart 1984

Schwartau, Silke: "Schöner, Stärker, Schlanker", Rowohlt Verlag, Reinbek 1984

Träger, Lothar: "Chemie in der Kosmetik", Dr. Alfred Hüthig Verlag, Heidelberg 1989

Umbach, Wilfried: "Kosmetik", Georg Thieme Verlag, Stuttgart 1988

Waniorek, Linda: "Naturkosmetik für jeden", Gräfe und Unzer GmbH, München 1986

Weiss, Rudolf Fritz: "Lehrbuch der Phytotherapie", Hippokrates Verlag, Stuttgart 1985

Wichtl, Max: "Teedrogen – Handbuch für die Praxis auf wissenschaftlicher Grundlage", Wissenschaftliche Verlagsgesellschaft mbH, Stuttgart 1989

Wundram, Dieter: "Kosmetik – Chemie auf Haut und Haaren", Rowohlt Verlag, Reinbek 1988

Ziolkowsky, B.: "Rohstofflexikon – Kosmetikjahrbuch 1987", Verlag für chemische Industrie, Augsburg 1987

Europaweite Harmonisierung des Kosmetik-Rechts.

Fotos: Reiner Struve

Fragen Sie Ihre Verbraucherzentrale auch nach diesen Broschüren:

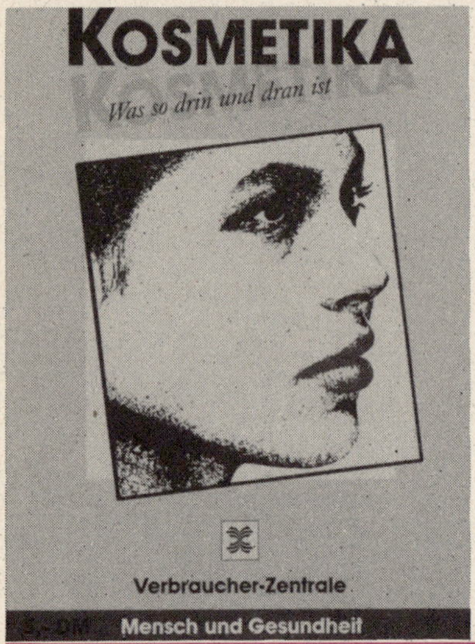

„Kosmetika – was so drin und dran ist" DM 5,–

Auf über 80 Seiten nehmen wir das Geschäft mit der Schönheit unter die Lupe, gehen auf problematische Inhaltsstoffe ein und behandeln folgende Produktgruppen:
Seifen, Dusch- und Schaumbäder, Cremes, Sonnenschutzmittel, Deodorantien, Shampoos, Zahnpasten, Mundwässer, Lippenstifte, Wimperntusche, Make-up und Nagellacke.

„Haare machen Märkte" Waschen - Wellen - Färben - Fönen - Sprayen - Spülen DM 5,–

Eine 82seitige Broschüre, die alles, was Sie zum Thema Haare interessiert, behandelt.
Wuchs, Struktur, Probleme, Farbe, Form und Pflege sind die Kapitelinhalte, um die sich alles dreht und in denen natürlich auch wertvolle Tips gegeben werden.

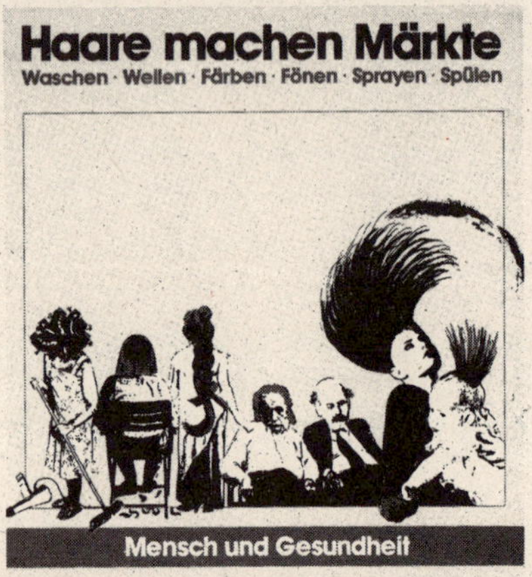

Ab September 1990 erscheint eine „Kosmetik-Zutatenliste", in der alle in der Kosmetik-Verordnung erfaßten Stoffe beschrieben und bewertet sind, außerdem alle die Stoffe, die negativ auffielen, und jene, welche am häufigsten von der Industrie eingesetzt werden.